Priv.-Doz. Dr. Stefan Riss
Univ.-Doz. Dr. Barbara Bodner-Adler

Ratgeber Beckenboden-schwäche

Welche medizinischen Behandlungsmöglichkeiten es gibt
Was man selbst für einen starken Beckenboden tun kann

humboldt

4 **VORWORT**
6 **Die Expertinnen und Experten**

9 **BECKENBODENSCHWÄCHE – SPRECHEN WIR DARÜBER!**
10 **Der Aufbau des Beckenbodens**
11 Aufbau und Anatomie
12 Der weibliche Beckenboden
15 Der männliche Beckenboden
17 Unterschiede zwischen Mann und Frau
18 **Risikofaktoren für eine Inkontinenz**
18 Harninkontinenz
22 Stuhlinkontinenz
24 **Symptome eines schwachen Beckenbodens**
24 Harnverlust, Harndrang und Harninkontinenz
26 Stuhlverlust
27 Vorfall der Beckenorgane
29 Schmerzen beim Sex
30 Blasenschmerzen
30 Chronische Beckenschmerzen

33 **DIE BEHANDLUNGSMÖGLICHKEITEN**
34 **Harninkontinenz bei der Frau**
34 Diagnose
40 Allgemeine Behandlungsmaßnahmen
46 Harnverlust und Harndrang
52 Überlaufinkontinenz
52 Harnverhalt
60 **Harninkontinenz beim Mann**
60 Formen der Harninkontinenz
62 Ursachen
63 Diagnose
64 Behandlung
68 **Stuhlverlust**
68 Ursachen
74 Behandlungsmöglichkeiten

87 **Scheidenvorfall**
87 Ursachen
90 Behandlung
93 **Darmvorfall**
93 Ursachen
94 Behandlung
95 **Chronische Beckenschmerzen**
97 Ursachen
100 Behandlung
101 **Verstopfung**
102 Wann liegt eine Verstopfung vor?
104 Arten der Verstopfung
108 Ursachen
112 Behandlung

127 **DAS KÖNNEN SIE SELBST TUN**
128 **Gesunde Ernährung für den Beckenboden**
129 Definieren Sie Ihr Gesundheits- und Gewichtsziel
129 Verantwortung übernehmen
131 Verhaltenstherapie – hilft auch beim Abnehmen!
136 Gewicht reduzieren mit einer ausgewogenen Ernährung
142 **Die besten Übungen für den Beckenboden**
143 Vor dem Training
145 Mit dem Training starten
149 Das Training intensivieren
156 Das WC als Übungsort
158 **Achtsamkeit bei Schmerzen und Beschwerden**
158 Achtsamkeit als Geisteshaltung
158 Was ist Achtsamkeit?
161 Wirkungen einer regelmäßigen Achtsamkeitspraxis
162 Praktische Übungen

168 **Referenzen**
172 **Register**

VORWORT

Liebe Leserin, lieber Leser,

Beckenbodenerkrankungen kommen sehr häufig vor. Sie betreffen sowohl Frauen als auch Männer. Selbst junge Menschen können Beschwerden entwickeln, die mit dem Beckenboden in Verbindung stehen.

Erkrankungen des Beckenbodens sind sehr vielseitig. Betroffene können unter anderem an Stuhlverlust, Entleerungsproblemen, Harnverlust oder sexuellen Problemen leiden. Das sind alles sehr intime und persönliche Themen. Darüber zu reden fällt vielen Menschen verständlicherweise schwer. Dementsprechend fühlen sich Betroffene oftmals einsam und isoliert.

Das wollen wir ändern: Mit diesem Buch wollen wir helfen, das Tabuthema zu enttabuisieren. Wir möchten Wissen vermitteln und Ihnen dadurch die Angst nehmen, über Beckenbodenbeschwerden zu sprechen. Expertinnen und Experten geben einfache und verständliche Antworten auf wichtige Fragen: Was ist eigentlich der Beckenboden? Welche Erkrankungen gibt es und wie können diese erfolgreich behandelt werden?

Sie werden am Ende des Buches merken, dass es viele Wege gibt, mit einer Beckenbodenerkrankung umzugehen. Neben der klassischen und häufig notwendigen medizinischen Behandlung werden wir auch andere Möglichkeiten aufzeigen. Tatsächlich können Sie vieles selbst tun, um eine Verbesserung Ihrer Beschwerden zu erreichen. Stichworte sind hier Ernährung, Training und Achtsamkeit.

Ihr
Stefan Riss

Ihre
Barbara Bodner-Adler

Dieses Buch widmen wir unserem Kollegen und Freund Nikolaus Veit-Rubin, der einen wichtigen Anteil daran hatte, dass dieses schöne Buchprojekt verwirklicht wurde.

Die Expertinnen und Experten

Stuhlinkontinenz und Verstopfung

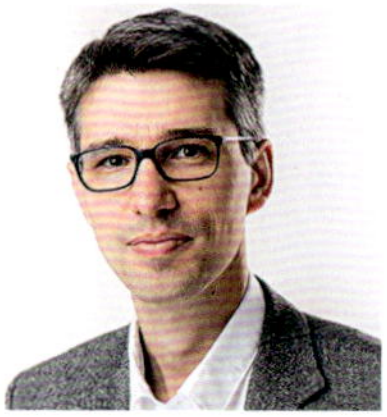

Assoc. Prof. Priv.-Doz. Dr. med. Stefan Riss, Fellow of the Royal College of Surgeons (FRCS)

Stefan Riss ist Facharzt für Allgemeine Chirurgie und Viszeralchirurgie und Spezialist für Darm- und Beckenbodenchirurgie. Er ist Oberarzt und assoziierter Professor an der Universitätsklinik für Allgemeinchirurgie der Medizinischen Universität Wien und leitet die dortige Beckenbodenambulanz. Stefan Riss ist Autor zahlreicher wissenschaftlicher Publikationen.

Harninkontinenz bei der Frau

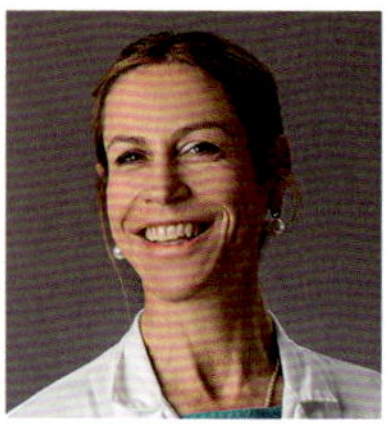

Assoc. Prof. Univ.-Doz. Dr. med. Barbara Bodner-Adler

Barbara Bodner-Adler ist Fachärztin für Gynäkologie und Geburtshilfe und Spezialistin für Urogynäkologie und rekonstruktive Beckenbodenchirurgie. Sie ist Oberärztin und assoziierte Professorin an der Abteilung für Allgemeine Gynäkologie und Gynäkologische Onkologie an der Universitätsfrauenklinik Wien und leitet die dortige urogynäkologische Ambulanz.

Harninkontinenz beim Mann

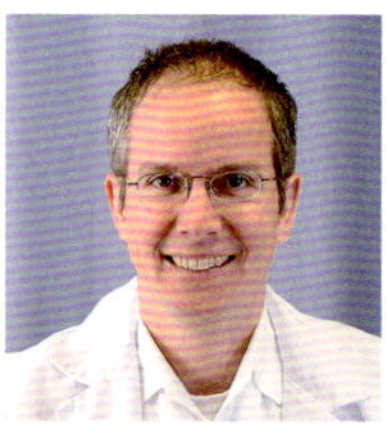

Dr. med. Michael Rutkowski, Fellow of the European Board of Urology (FEBU)

Michael Rutkowski ist Facharzt für Urologie und Spezialist für funktionelle Urologie. Er ist Oberarzt am Landesklinikum Korneuburg und leitet das dortige Beckenbodenzentrum. Außerdem ist er Vizepräsident der Medizinischen Kontinenzgesellschaft Österreich MKÖ und Vorsitzender der ÖGU Arbeitskreises für Blasenfunktionsstörungen.

Dr. med. Ghazal Ameli

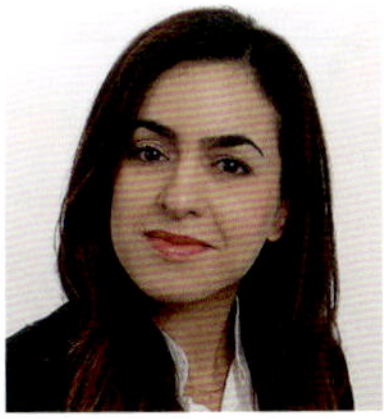

Dr. med. Ghazal Ameli ist Assistenzärztin für Urologie am Landesklinikum Korneuburg. Ihre klinische und wissenschaftliche Tätigkeit konzentriert sich mehrheitlich auf die männliche Inkontinenz und Inkontinenzchirurgie.

Ernährung bei Beckenbodenschwäche und bei Obstipation

Barbara A. Schmid

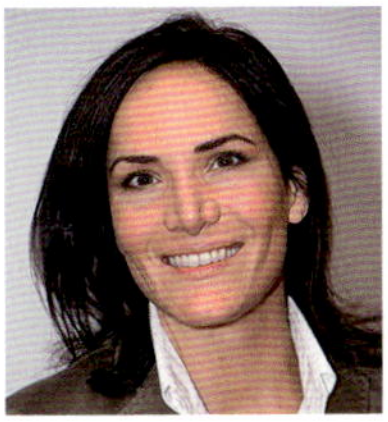

Barbara A. Schmid ist Diaetologin mit ernährungspsychologischem Schwerpunkt. Sie ist seit 2001 als Spezialistin für ernährungsmedizinische Therapien in eigener Praxis in Wien tätig. Sie ist Dozentin an der Fachhochschule für Diaetologie und hält Vorträge in In- und Ausland.

Bewegung bei Beckenbodenschwäche

Katharina Meller

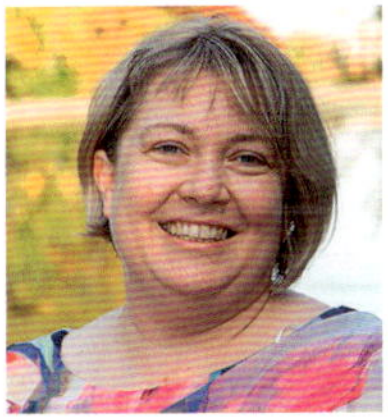

Katharina Meller ist Physiotherapeutin mit dem Schwerpunkt Beckenbodenrehabilitation. Sie ist Bereichsleitung der physikalischen Therapie, Ergotherapie und Logopädie im Göttlicher Heiland Krankenhaus in Wien, Koordinatorin des fachlichen Netzwerks Gynäkologie und Geburtshilfe, Urologie, Proktologie sowie Vortragende im In- und Ausland und Lehrtherapeutin für Physiotherapeuten.

Achtsamkeit und Mitgefühl bei Beckenbodenschwäche

Klaus Kirchmayr

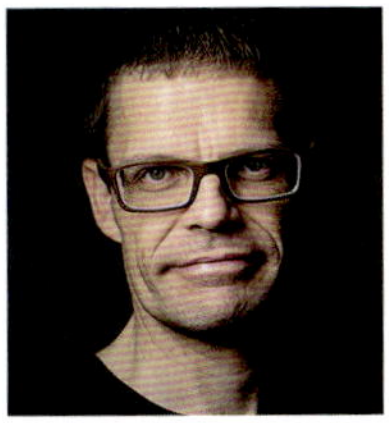

Klaus Kirchmayr ist Achtsamkeitscoach und -ausbilder, Hochschuldozent und Berater in Wien. In seinen Kursen lernen die Teilnehmer die Trainingsprogramme MBSR (Mindfulness-Based Stress Reduction) und MBCL (Mindfulness-Based Compassionate Living) kennen, mit deren Hilfe es gelingt, besser mit Stress und Schmerzen umzugehen. Die Methode wird in deutschen und österreichischen Kliniken angewandt.

BECKENBODEN-SCHWÄCHE – SPRECHEN WIR DARÜBER!

Eine Beckenbodenschwäche ist nichts, wofür man sich schämen müsste – viele Menschen sind davon betroffen. In diesem Kapitel erfahren Sie, was der Beckenboden ist und welches seine Aufgaben sind, warum er manchmal nicht mehr funktioniert, wie wir es gern hätten, und welche Beschwerden in diesem Zusammenhang am häufigsten auftreten können. Die gute Nachricht: Sie sind nicht allein, und Sie können etwas dagegen tun.

Der Aufbau des Beckenbodens

Im Grunde ist es nicht ungewöhnlich, wenn der Beckenboden im Lauf des Lebens etwas von seiner Stabilität einbüßt. Es handelt sich schließlich zunächst um ein Muskelgeflecht, dessen Kraft wie die aller anderen Muskeln auch mit der Zeit abnimmt. Weitere Faktoren kommen hinzu, die eine Beckenbodenschwäche, auch Beckenbodendysfunktion genannt, zu einem Problem machen, das in Deutschland viele Millionen Menschen betrifft.

Doch obwohl das Thema Beckenbodenschwäche so viele Menschen beschäftigt, ist es immer noch mit einem Tabu belegt. Niemand spricht gern darüber, viele Menschen fühlen sich durch ungewollten Harn- oder Stuhlverlust belastet und verbergen ihre Probleme, ja trauen sich aus Scham nicht einmal, eine Ärztin oder einen Arzt aufzusuchen. Dabei stehen heute die verschiedensten Behandlungsmöglichkeiten zur Verfügung. Viele Menschen wissen jedoch nicht einmal, was der Beckenboden ist und wo er liegt, ja viele Männer wissen nicht einmal, dass auch sie einen Beckenboden haben. Aufklärung darüber und ein offener Umgang mit dem Thema Beckenbodenschwäche sind der erste Schritt zu einer gelingenden Therapie, denn Beckenbodenschwäche lässt sich in sehr vielen Fällen beheben oder zumindest verbessern – Sie selbst können viel dafür tun.

> Beckenbodenschwäche lässt sich in sehr vielen Fällen beheben oder zumindest verbessern.

Sie haben vielleicht schon öfter in Ihrem Bekanntenkreis Sätze gehört wie „Mein Beckenboden scheint sehr schwach zu sein“ oder „Mein Beckenboden wurde bei meiner letzten Geburt stark in Mitleidenschaft gezogen.“ Dabei stellen Sie sich sicher die Frage: Was genau ist eigentlich der Beckenboden, woraus besteht er, welche Organe und Strukturen gehören dazu und wo bestehen die Unterschiede zwischen Männern und Frauen? Damit Sie Ihren Beckenboden besser verstehen können – sei es im Zusammenhang mit Erkrankungen in dem Bereich oder um gezielt

Übungen durchführen zu können –, ist es wichtig, Aufbau und Anatomie des Beckenbodens kennenzulernen.

Aufbau und Anatomie

Entwicklungsgeschichtlich haben die Beckenbodenmuskeln zwei unterschiedliche Ursprünge. Ein Teil der Muskeln leitet sich von den Schwanzmuskeln ab, während der andere Teil von der embryonalen Kloake (Kloakenringmuskulatur) abstammt. Aus den Schwanzmuskeln ist die Verschluss- und Haltemuskulatur des Enddarms entstanden, während sich die Verschluss- und Haltemuskulatur des Urogenitalsystems aus der Kloakenverschlussmuskulatur entwickelt hat.

In Ruhe passt sich der Grundtonus des Hauptmuskels des Beckenbodens, des *Musculus levator ani* („Heber des Afters“), dem Druck im Bauchraum an und wirkt diesem entgegen, wodurch er nicht nur das Absinken der Beckenorgane verhindert, sondern auch den unwillkürlichen Harn- und Stuhlverlust.

Bei einer angespannten, also intakten Beckenbodenmuskulatur, wobei hier der *Levator ani* die größte Rolle spielt, hat der Bänderapparat im kleinen Becken eine rein stabilisierende Funktion. Bei einer willkürlichen Erschlaffung oder (verletzungsbedingten) Schwächung der Beckenbodenmuskulatur ist die Halterung der Beckenorgane jedoch von diesen Bändern abhängig. Das heißt, wenn die Muskelkraft ab- oder ausfällt, sind die Beckenorgane einem größerem Druck der Organe ausgesetzt. Ohne die Unterstützung der Beckenbodenmuskulatur führt dieser Zustand nach einiger Zeit zu einer Überdehnung der Bänder, was letztendlich einen Verlust ihrer Zugkraft zur Folge hat.

Die folgende Abbildung zeigt Ihnen schematisch die Knochen und Bänder des Beckenbodens sowie die entsprechenden Öffnungen. Anhand dieses Bildes lässt sich die Komplexität des Beckenbodens leicht erkennen.

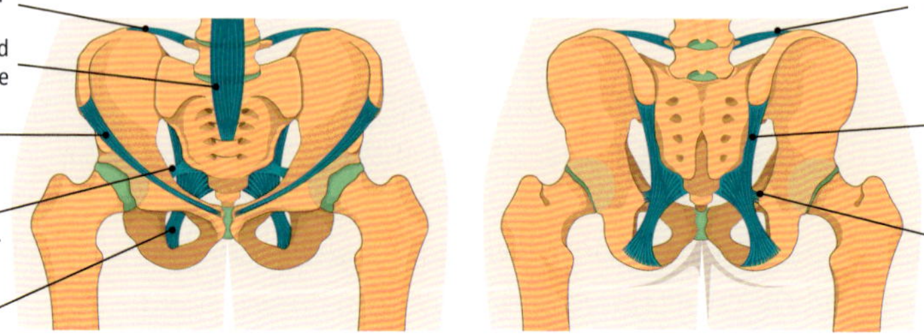

Die Knochen und Bänder des Beckenbodens – Vorder- und Rückansicht

Bei Störungen dieses komplexen Zusammenspiels innerhalb des Beckenbodens kann es zu Problemen kommen, die sich in unterschiedlichen Symptomen äußern können. Funktioniert beispielsweise der Verschluss nicht, so kommt es zur Inkontinenz, die sich in Form eines Harn- oder auch Stuhlverlusts äußern kann. Ist die Haltefunktion betroffen, so werden Beschwerden im Sinne eines Senkungsgefühls oder Vorfalles auftreten.

Der weibliche Beckenboden

Der weibliche Beckenboden besteht im Wesentlichen aus der Beckenbodenmuskultur. Diese wiederum fungiert als untere Begrenzung der Beckenhöhle. Die Hauptaufgaben der Beckenbodenmuskulatur bestehen zum einen in einer Haltefunktion, das heißt dem Halten der Beckenorgane im sogenannten kleinen Becken, dem unteren Teil des Beckens. Anders ausgedrückt: Sie stabilisiert die Organe und verhindert, dass sie sich nicht absenken bzw. „aus der Scheide fallen“. Des Weiteren hat die Beckenbodenmuskulatur auch die Aufgabe einer Schließfunktion, wodurch ein unwillkürlicher Harn- oder Stuhlverlust vermieden wird. Der Beckenboden mit all seinen Strukturen und Organen hat also zwei wichtige Funktionen:

- das „Halten“ der Organe
- das willkürliche Verschließen von Enddarm, Harnröhre und Scheide

Der Beckenboden hat zwei wichtige Funktionen: das „Halten“ der Organe und das willkürliche Verschließen von Enddarm, Harnröhre und Scheide.

Damit dies alles gut funktionieren kann, ist ein Zusammenspiel von Muskulatur, Bindegewebe, Faszien, Bändern und der knöchernen Anteile des Beckens erforderlich. Neben den muskulären Anteilen des Beckenbodens werden die Beckenorgane nämlich auch durch Bindegewebsstrukturen an ihrem Platz gehalten. Dabei wird der Beckenboden in drei Kompartimente unterschieden:

- vorderes Kompartiment: Blase und Harnröhre
- mittleres Kompartiment: Scheide und Gebärmutter
- hinteres Kompartiment: Enddarm

Zu den Organen im kleinen Becken der Frau zählen:

- Harnblase, Harnröhre
- Scheide, Gebärmutter
- Enddarm

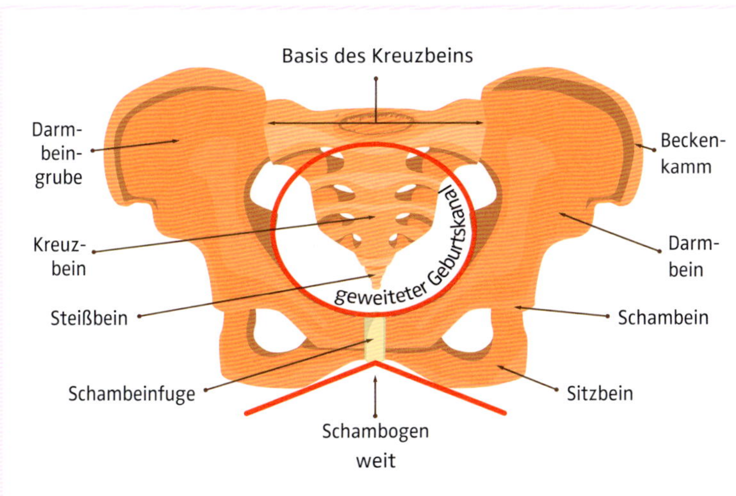

Schematische Darstellung des weiblichen Beckenbodens

Sie können Ihre Beckenbodenmuskulatur steuern, nicht aber die Harnblase selbst.

Die Harnblase befindet sich vor der Gebärmutter und dem Darm und unmittelbar hinter dem Schambein. Ihre Funktion besteht darin, den aus den Nieren über die beiden Harnleiter kommenden Harn zu sammeln, zu speichern und bei Bedarf, spätestens aber bei voller Fülle, über die Harnröhre auszuscheiden. Wichtig zu wissen: Sie können Ihre Beckenbodenmuskulatur steuern, nicht aber die Harnblase selbst.

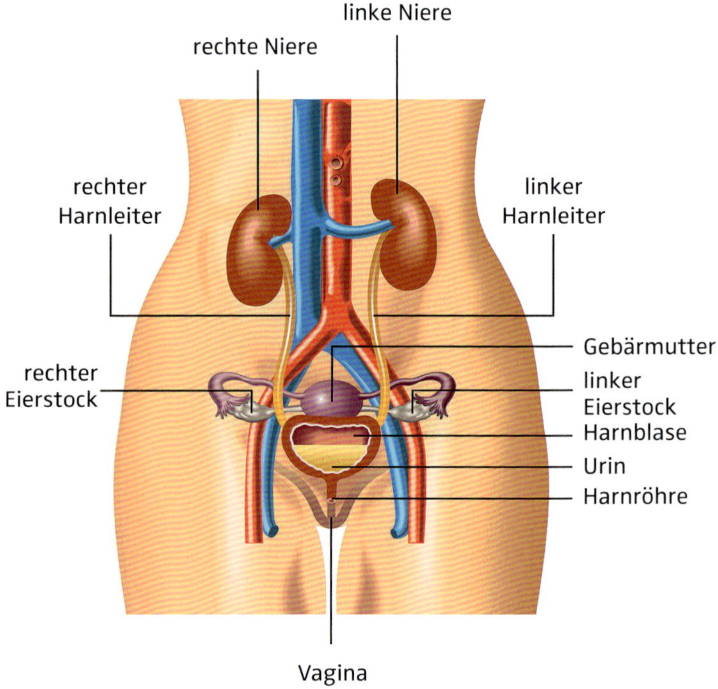

Die Organe des weiblichen Harnsystems

Die Harnblase ist ein Hohlorgan und besteht aus drei Schichten:

- einer inneren Schleimhautschicht (Urothel)
- einer Muskelschicht (Detrusormuskel), die es der Blase ermöglicht, sich unwillkürlich beim Füllen zu dehnen und beim Harnlassen zusammenzuziehen (kontrahieren), sowie
- einem sogenannten serösen Überzug, der die Grenze zum Bauchraum darstellt

Die links stehende Abbildung zeigt Ihnen die Harnblase sowie die Beziehung zu ihren Nachbarorganen.

Der männliche Beckenboden

Der männliche Beckenboden ist muskulär im Wesentlichen vergleichbar aufgebaut wie bei der Frau. Die Schließmuskulatur ist allerdings in der Regel stärker ausgeprägt. Was sich natürlich unterscheidet, sind die Beckenorgane und die äußeren Geschlechtsteile.

Die Harnblase beim Mann mündet in die Harnröhre, die nachvollziehbarerweise einen längeren Verlauf hat als die weibliche. Die Harnröhre wiederum steht in Verbindung mit der Samenröhre, die die Flüssigkeit der Bläschendrüse transportiert. Auch die Samenfäden aus dem Hoden gelangen über den Samenleiter dorthin.

Die kastaniengroße Prostata, auch Vorsteherdrüse genannt, umfasst ringförmig die Harnröhre und gibt ebenso ein Sekret in die Röhre ab.

Schematische Darstellung des männlichen Beckenbodens

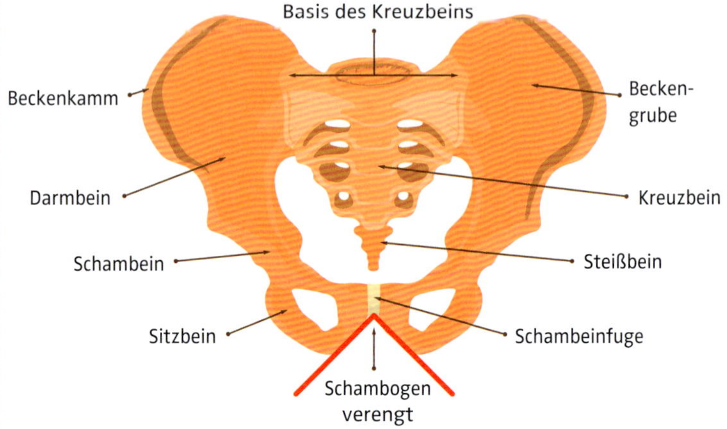

Die Organe des männlichen Harnsystems

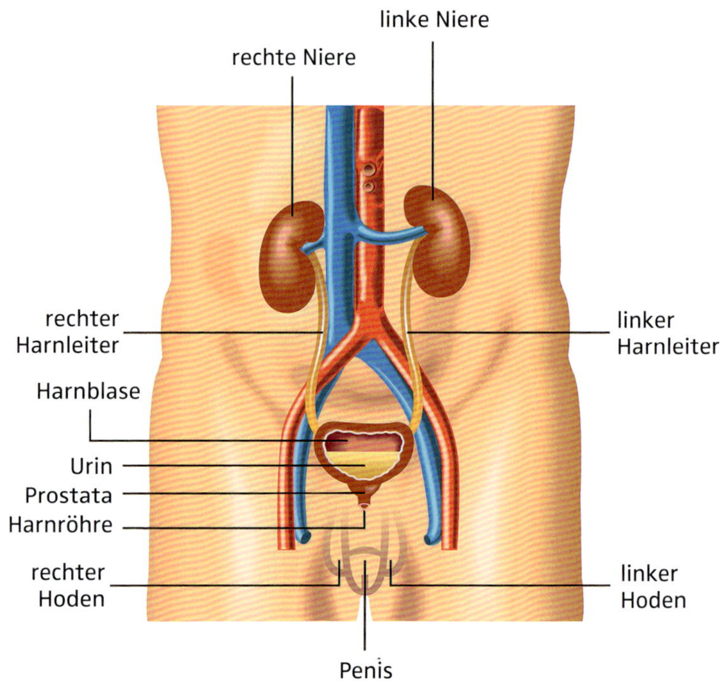

Unterschiede zwischen Mann und Frau

Interessanterweise finden wir nicht nur innerhalb des Beckenbodens, sondern auch im Bereich des knöchernen Beckens Unterschiede zwischen Mann und Frau. Das Becken der Frau ist niedriger, breiter und weiter, während beim Mann das Becken höher, schmaler und enger ist. Diese funktionelle Anpassung des weiblichen Beckens dient dem Geburtsvorgang.

Im Gegensatz zum männlichen Becken ist der Beckenboden bei der Frau ausgedehnter und weniger steil, aber auch schwächer ausgebildet. Zusätzlich ist die Last durch die drei Kompartimente auf den weiblichen Beckenboden größer. Auch sind Schwachstellen im *Musculus levator ani* häufiger bei Frauen zu finden. Ebenso besteht durch die Scheide eine weitere Öffnung und somit eine potenzielle weitere Schwachstelle. Diese anatomischen Verschiedenheiten zwischen den Geschlechtern ermöglichen einerseits die Geburt, während sie auf der anderen Seite mit einer erhöhten Anfälligkeit für eine mögliche Beckenbodenschwäche einhergehen.

Im Gegensatz zum männlichen Becken ist der Beckenboden bei der Frau ausgedehnter und weniger steil, aber auch schwächer ausgebildet.

Durch eine Beckenbodenschwäche kann es zur Ausprägung verschiedener Krankheitsbilder, z. B. Senkung (Beckenorganprolaps), Harnverlust, Stuhlverlust oder auch zu anderen Anomalien der unteren Harnwege oder des Magen-Darm-Traktes kommen.

Die Beckenbodeninsuffizienz oder Beckenbodenschwäche ist ein komplexes Krankheitsbild und von einer großen Anzahl an Risikofaktoren abhängig. Weil Frauen im Gegensatz zu Männern um ein Vielfaches häufiger von einer Beckenbodeninsuffizienz betroffen sind und die Probleme bei Männern anders gelagert sind, liegt der Schwerpunkt bei der Behandlung auf Frauen. Informationen speziell für Männer finden Sie ab Seite 60.

Risikofaktoren für eine Inkontinenz

Natürlich stellen sich nun folgende Fragen: Wann bekommt man eigentlich einen schwachen Beckenboden? Bekommt jeder mit zunehmendem Alter ein Beckenbodenproblem? Gibt es Risikofaktoren oder gibt es Faktoren, die mich vor einer Beckenbodenschwäche schützen?

Neben groben Kenntnissen der Anatomie ist es also auch wichtig, über Risikofaktoren Bescheid zu wissen, da ein Großteil dieser Risikofaktoren vermeidbar ist und Sie dadurch aktiv Ihren Beckenboden schützen können.

Harninkontinenz

Man unterscheidet bei Harninkontinenz prinzipiell zwischen geburtshilflichen Risikofaktoren, das heißt, alles, was im Rahmen von Schwangerschaft und Geburt negativ auf den Beckenboden einwirken kann, und nichtgeburtshilflichen Risikofaktoren, wie sie auch für Männer gelten.

Geburtshilfliche Risikofaktoren

Ein dominanter Risikofaktor für einen später schwachen Beckenboden ist die Anzahl der vaginalen Geburten. Das Risiko, im späteren Leben eine Senkung zu entwickeln, liegt nach zwei Geburten bei zirka 8,4 Prozent und das relative Risiko steigt bei mehr als vier Geburten bereits auf 10,9 Prozent an.

Obwohl das Risiko einer Senkung mit der zunehmenden Geburtenanzahl deutlich ansteigt, ist es dennoch möglich, dass Senkungsbeschwerden auch als Folge einer langen beschwerlichen Geburt oder eines Geburtstraumas bereits nach dem ersten Kind auftreten. Ursächlich für die Verletzung bzw. Zerstörung der Beckenbodenmuskulatur oder eines Nervs können beispielsweise eine Zangengeburt, ein langer beschwerlicher Geburtsverlauf oder auch ein sehr großes Kind sein. Sollte während der Entbindung eine ausgeprägte Geburtsverletzung (z. B. eine Verletzung des Schließmuskels bzw. ein hochgradiger Dammriss) entstanden sein, kann diese den Vorfall der Beckenorgane im späteren Leben ebenfalls begünstigen.

Umstritten bleibt allerdings, ob ein Kaiserschnitt im Vergleich zur vaginalen Geburt das Risiko für eine spätere Beckenbodenschwäche senken kann. Man weiß aus verschiedenen Untersuchungen mittlerweile, dass nicht nur die Geburt, sondern auch die Schwangerschaft per se einen belastenden Einfluss auf den Beckenboden hat. Dies ist insofern nachvollziehbar, als es in der Schwangerschaft durch die hormonelle Umstellung zu zahlreichen Veränderungen kommt. Dies betrifft einerseits die gesamten Muskel- und Bindegewebsstrukturen: Der Muskeltonus nimmt ab, die Bandverbindungen im kleinen Becken werden nachgiebiger. Andererseits wirkt auch die vermehrte Gewichtszunahme in der Schwangerschaft auf den Beckenboden ein.

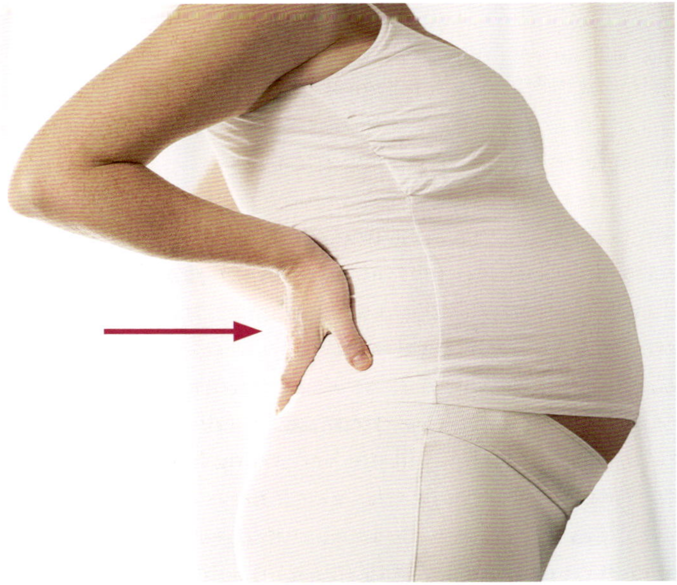

Der größer werdende Bauch verlagert den Körperschwerpunkt nach vorne. Die Muskeln können die aufrechte Haltung immer weniger stabilisieren, das führt zu Hohlkreuz und belastet den Beckenboden.

Ein geplanter Kaiserschnitt schützt nicht mit Sicherheit vor einer späteren Beckenbodenschwäche wie Harnverlust.

Ein geplanter Kaiserschnitt schützt zwar nicht mit Sicherheit vor einer späteren Beckenbodenschwäche wie Harnverlust, allerdings konnten zahlreiche Studien belegen, dass Frauen nach vaginalen Geburten tendenziell häufiger Harn verlieren als nach einem Kaiserschnitt.

Weitere Risikofaktoren

Lebensalter Aber nicht nur die Schwangerschaft, Anzahl der Geburten usw. ist ein Risikofaktor für einen schwachen Beckenboden, auch das Alter per se trägt einiges dazu bei – und das gilt gleichermaßen für Frauen und Männer. Wir wissen heute sehr gut, dass Beschwerden des Beckenbodens wie Harnverlust oder Senkungsbeschwerden mit steigendem Alter stark zunehmen, wobei vermutlich die Kombination aus Alter und Östrogenabfall im Alter (durch die Wechseljahre) die Beckenbodenproblematik begünstigt. Der sogenannte Altersgipfel von Patientinnen, die mit einer Senkung operiert werden, liegt im Durchschnitt zwischen 71 und 73 Jahren.

Der Großteil der Frauen mit einer Beckenbodenproblematik befindet sich in den Wechseljahren.

Der Großteil der Beckenbodenprobleme kündigt sich also in den Wechseljahren an. Diese können durch unangenehme Beschwerden geprägt sein, sodass bei manchen Frauen eine Hormonbehandlung (sogenannte Hormonersatztherapie) zur Linderung der Symptome erforderlich ist. Sollte bei Ihnen zur Behandlung von Wechselbeschwerden eine Hormonersatztherapie notwendig werden, so ist es wichtig zu wissen, dass sich unter dieser Therapie die Beschwerden eines Harnverlusts noch verstärken oder überhaupt neu auftreten können. Im Gegensatz dazu wirkt der Einsatz lokaler Östrogene – in Form von Cremes, Zäpfchen oder Pessaren – durchweg positiv auf den Beckenboden.

Risikofaktoren beim Mann sind neben altersbedingten Veränderungen der Blase, Prostata und Beckenbodenmuskulatur auch Folgen von Prostataoperationen.

Leider ist die Schwäche des Beckenbodens meistens kein singuläres Problem, das leichter behoben oder vermieden werden könnte, als wenn mehrere Risikofaktoren auf den Beckenboden einwirken. Die meisten Beckenbodenschwächen sind multifaktoriell, das bedeutet, dass viele verschiedene Risikofaktoren existieren, die im Laufe des Lebens ungünstig auf den Beckenboden einwirken können.

Genetische Veranlagung Neben den genannten geburtshilflichen Risikofaktoren (Anzahl der Geburten, traumatische Geburt, Geburtsverletzungen, Schwangerschaft) sowie dem Alter kann auch eine positive Familienanamnese ein Risikofaktor sein: Wenn beispielsweise schon Ihre Mutter oder Ihr Bruder mit einem schwachen Beckenboden zu kämpfen hatten, so scheint das Risiko für Sie als Verwandte ersten Grades ebenso erhöht zu sein. Auch schwere körperliche Arbeit – beispielsweise in einem landwirtschaftlichen Beruf – oder das lange Stehen und das Heben schwerer Lasten über viele Jahre schwächt zusätzlich den Beckenboden und trägt wesentlich dazu bei, im Laufe der Jahre eine Senkung zu entwickeln.

Übergewicht Wir müssen uns aber auch vor Augen halten, dass unser Lebensstil seinen Teil zur Entwicklung einer Beckenbodenschwäche beitragen kann. Speziell Übergewicht und Nikotinkonsum stehen an erster Stelle der Lifestyle-Faktoren in der Risikoskala des Harnverlusts.

Vor allem das Körpergewicht der Frau ist schon in „jungen“ Jahren von Bedeutung. So weiß man aus verschiedenen Untersuchungen, dass sowohl das Gewicht vor einer Schwangerschaft als auch eine rasche Gewichtszunahme während der Schwangerschaft sowie ein zu hoher Body-Mass-Index (BMI) nach der Geburt einen eindeutigen Zusammenhang mit einem Harnverlust aufweisen. Ein BMI > 30 (hier spricht man schon von Adipositas) gilt als besonders ungünstig. Eine ausgewogene Ernährung bzw. Diät hat erwiesenermaßen einen positiven Effekt auf das Harninkontinenzrisiko. Mehr dazu finden Sie im Kapitel „Das können Sie selbst tun“ ab Seite 127.

Auch das Rauchen kann, neben den allgemein bekannten Risiken, negative Auswirkungen auf den Beckenboden haben.

Nikotin Auch das Rauchen kann, neben den allgemein bekannten Risiken, negative Auswirkungen auf den Beckenboden haben. Entwickeln Raucher beispielsweise nach Jahren des Nikotinkonsums eine chronisch obstruktive Lungenerkrankung (COPD), wirkt sich diese durch den ständig erhöhten Druck im Bauchraum und den chronischen Hustenreiz zusätzlich negativ auf den Harnverlust aus bzw. begünstigt diesen.

Wie Sie sehen, existieren zwar zahlreiche unterschiedliche Risikofaktoren, allerdings handelt es sich bei einem Großteil davon um vermeidbare Faktoren, die jederzeit von Ihnen selbst korrigiert werden können.

Stuhlinkontinenz

Das Auftreten einer Krankheit exakt vorauszusagen, ist kaum möglich. Jedoch lässt sich das Risiko errechnen, ob sich eine bestimmte Erkrankung entwickelt. Viele Studien konnten z. B. klar feststellen, dass Rauchen schädlich ist und die Wahrscheinlichkeit deutlich steigert, an Lungenkrebs zu erkranken. Dementsprechend gibt es auch Faktoren, die mit dem Auftreten eines unkontrollierten Stuhlverlusts zusammenhängen.

In der US-amerikanischen *Wisconsin Family Health*-Umfrage wurden telefonisch 6959 Menschen über ihren Gesundheitszustand befragt. Die Autorinnen und Autoren fanden heraus, dass das höhere Alter, das weibliche Geschlecht, ein schlechter Allgemeinzustand und die körperliche Beeinträchtigung unabhängige Risikofaktoren für das Auftreten einer Stuhlinkontinenz waren. Andere Untersuchungen nannten die Entfernung der Gallenblase und der Gebärmutter und Durchfall als Faktoren, die einen unkontrollierten Verlust von Stuhl begünstigen.

Was können Sie tun, um eine spätere Stuhlinkontinenz zu vermeiden? Klar ist, nicht jeder Risikofaktor lässt sich ausschalten. Wir altern nun einmal, und auch das Geschlecht ist genetisch vorgegeben. Gallenblase oder Gebärmutter werden in der Regel ebenso nicht leichtfertig entfernt. Wer jedoch einen möglichst gesunden und aktiven Lebensstil wählt und wer die Beckenbodenmuskulatur regelmäßig trainiert, hat gute Voraussetzungen, um auch im Alter weitgehend fit zu sein. Vielleicht senkt man damit auch das Risiko, ein späteres Beckenbodenproblem zu bekommen.

Leidet man an einer schweren und sehr belastenden Erkrankung, drängt sich häufig die Frage auf: Warum passiert das gerade mir? Tatsächlich können Betroffene den Eindruck gewinnen, dass sie allein mit ihrem Problem dastehen. Als Tabuthema wird Stuhlinkontinenz oft lieber verschwiegen, ja selbst in der eigenen Familie wird darüber nicht gesprochen. Die Medien öffnen sich nur langsam dem Thema.

Als Tabuthema wird Stuhlinkontinenz oft verschwiegen, selbst in der eigenen Familie wird darüber nicht gesprochen.

Doch Tatsache ist: Der unkontrollierte Stuhlverlust ist keine Seltenheit. Seit vielen Jahren versuchen Forscherinnen und Forscher, verlässliche Daten darüber zu sammeln, wie häufig er vorkommt. Die meisten Befragungen wurden telefonisch oder in Briefform durchgeführt. Da allerdings viele Menschen selbst gegenüber ihrem Vertrauensarzt dieses Problem lieber verschweigen, ist davon auszugehen, dass eine solche Erhebung ein deutlich niedrigeres Auftreten beschreibt. Die Dunkelziffer ist sicherlich wesentlich höher. Eine besonders umfassende wissenschaftliche Arbeit hat mehrere Studien zusammengefasst. Hier kommen die Autorinnen und Autoren zu folgenden Ergebnissen: 0,8 Prozent der Männer und 1,6 Prozent der Frauen zwischen 15 und 60 Jahren waren von Inkontinenz in Form von festem und flüssigem Stuhl betroffen. Ab einem Alter von 60 Jahren stieg die Häufigkeit rasant an. Bei Frauen waren nun rund 6 Prozent betroffen, bei Männern rund 5 Prozent. Erwähnenswert ist, dass der Kontrollverlust über Winde hier noch nicht berücksichtigt wurde. Wir sprechen also von einem relevanten und häufigen Krankheitsbild.

Symptome eines schwachen Beckenbodens

Die ersten Assoziationen zum Thema Beckenboden sind meist „Urinverlust“ oder „Wichtig nach der Schwangerschaft“ oder „Das haben nur alte Menschen“. Das alles ist nicht falsch, spiegelt aber nur einen kleinen Anteil der möglichen Probleme wider.

Das Ausmaß der Symptomatik bei einer Beckenbodenschwäche oder Beckenbodendysfunktion ist sehr variabel und wird auch sehr unterschiedlich wahrgenommen. Im Folgenden sollen die häufigsten Beschwerden und Symptome kurz erläutert werden, bevor Sie ab Seite 33 ausführlich die jeweiligen Behandlungsmöglichkeiten kennenlernen.

Harnverlust, Harndrang und Harninkontinenz

Niemand muss mit Harninkontinenz leben!

Das Wichtigste voraus: Es gibt für die meisten Formen der Harninkontinenz einfache Behandlungsmöglichkeiten. Keine Frau und kein Mann muss sich damit abfinden, damit leben zu müssen.

Eine Beckenbodenschwäche kann sich im Symptom des Harnverlusts oder Harndrangs äußern. Verlieren Sie unfreiwillig Harn, so spricht man von einer Harninkontinenz. Die internationale Kontinenzgesellschaft (International Continence Society, ICS) definiert dies als jeden unwillkürlichen Harnabgang, das heißt, wenn es Betroffenen nicht möglich ist, Zeitpunkt und Ort der Harnausscheidung zu kontrollieren. Dabei geht der Harn entweder ständig oder nur in bestimmten Situationen tröpfchen- oder strahlweise ab. Es handelt sich also nicht um ein eigenes Krankheitsbild, sondern ein Symptom für eine zugrunde liegende Erkrankung des Harnsystems.

Aufgrund der starken Tabuisierung des Themas Harnverlust schwanken die Häufigkeitsangaben zur Harninkontinenz in den wissenschaftlichen Studien weltweit. Man darf annehmen, dass etwa 10 Prozent aller erwachsenen Frauen mindestens einmal wöchentlich unwillkürlich Harn verlieren, während bis zu 45 Prozent über gelegentlichen Harnverlust berichten.

Wie Sie vielleicht schon selbst erleben mussten, wird das tägliche Leben durch den Harnverlust beträchtlich eingeschränkt. Die Lebensqualität leidet sehr darunter, und Aktivitäten, die man früher gern gemacht hat, z. B. Sport oder Theaterbesuche, werden oft komplett eingestellt.

Ein unfreiwilliger Harnverlust kann unterschiedliche Ursachen haben und sich dementsprechend in vielfältigen Symptomen äußern. Man unterscheidet je nach vordergründiger Symptomatik folgende Formen:

- **Belastungs- oder Stressinkontinenz:** Harnverlust bei Belastung und entsprechender Druckerhöhung im Bauchraum; typische Situationen: Husten, Lachen, Niesen, Bewegung, Treppensteigen usw.
- **Dranginkontinenz (überaktive Blase mit Harnverlust):** Harnverlust mit einem gleichzeitigen nicht unterdrückbaren Harndrang. Typische Situationen sind das Aufsperren der Wohnungstüre, das Laufen eines Wasserhahns usw.
- **Überaktive Blase ohne Harnverlust:** nicht unterdrückbarer Harndrang mit vermehrten Toilettengängen tagsüber (mehr als achtmal pro Tag), eventuell auch nächtliche Toilettengänge, aber ohne Harnverlust
- **Mischinkontinenz:** eine Mischung aus beiden Formen (Belastungs- und Dranginkontinenz)
- **Überlaufinkontinenz:** Harnverlust bei chronischem Harnverhalt und gefüllter Blase

Mehr dazu lesen Sie später auf den Seiten 34 und 60, wenn es um die Harninkontinenz bei der Frau und beim Mann geht.

Stuhlverlust

Stuhlverlust bedeutet, den Stuhl zu einem falschen Zeitpunkt und an einem falschen Ort ungewollt zu verlieren. Diese Erklärung ist so logisch wie oberflächlich – schließlich hat Stuhlverlust noch eine ganze Reihe weiterer Facetten.

Die Kontrolle über den Stuhl zu verlieren, kann schleichend erfolgen und beständig an Intensität zunehmen – etwa aufgrund eines schwächer werdenden Beckenbodens oder auch als Folge von Erkrankungen des Nervensystems. Dazu gehört unter anderem Multiple Sklerose oder Morbus Parkinson. Auch traumatische Ereignisse wie eine Operation, die mit einer Verletzung von wesentlichen Nerven oder des Schließmuskelapparates einhergehen, können zu einem sofortigen Kontrollverlust führen.

Der Schweregrad der Stuhlinkontinenz kann ganz unterschiedlich ausgeprägt sein.

- Wer eine leichte Form hat, verliert ungewollt Winde.
- Ein mittelschwerer Grad an Inkontinenz liegt vor, wenn nur flüssiger Stuhl verloren geht, fester Stuhl aber gut kontrolliert wird.
- Als schwere Form wird der Verlust von festem Stuhl bezeichnet.

Solche Einteilungen sind in der Medizin praktisch, denn dadurch können Patientengruppen kategorisiert und Behandlungsergebnisse vergleichbar gemacht werden. Das hilft und ermöglicht wissenschaftliche Untersuchungen. In der Praxis ist eine entsprechende Einteilung aber oft weniger bedeutsam: Es gibt Patientinnen und Patienten, die selbst die leichte Form der Stuhlinkontinenz wie den unkontrollierten Verlust von Winden als lebenseinschneidendes Problem empfinden. Das ist durchaus nachvollziehbar. Entweicht in der Öffentlichkeit unkontrolliert und womöglich sogar hörbar ein Wind, kann das sehr unangenehm sein. Die Situation verschlimmert sich, wenn so etwas häufig passiert, ja sogar zur Gewohnheit wird. Es ist also selbst bei dieser trotz offizieller Definition „milden Form“ verständlich, dass die Betroffenen eine ganz andere Beschreibung für das Problem finden würden. Für einige Menschen sind die Auswirkungen sogar so unangenehm, dass sie sich sozial zurückziehen.

> Für einige Menschen ist die Stuhlinkontinenz so unangenehm, dass sie sich sozial zurückziehen.

Man unterscheidet eine aktive von einer passiven Stuhlinkontinenz:

- Aktiver Stuhlverlust bedeutet, dass die Inkontinenz bewusst wahrgenommen wird. In der Praxis heißt das: Man spürt normal den Stuhldrang, aber schafft es nicht rechtzeitig auf die Toilette. Zu Hause passiert geht es vielleicht gerade noch gut, doch unterwegs wird die Sache schwieriger: Wer plötzlich eine Toilette benötigt, dem reicht die Zeit des Suchens oft nicht mehr aus. Es ist auch bei diesem Problem gut nachvollziehbar, dass Betroffene lieber zu Hause bleiben und sich leider zurückziehen.
- Wenn auch noch die Wahrnehmung empfindlich gestört ist, spricht man von einer passiven Stuhlinkontinenz: Der Stuhlverlust wird erst wahrgenommen, wenn es bereits zu spät ist. Diese Variante ist besonders unangenehm, da es keine klaren Warnsignale gibt und ein solches Ereignis ständig auftreten kann. Ein ähnliches Beschwerdebild ist das Stuhlschmieren. Patientinnen und Patienten geben an, den Stuhl zwar gut kontrollieren zu können, beklagen aber oft eine „feuchte“ Situation im Afterbereich. Sie schaffen es zum Teil auch nur sehr schwer, sich nach dem Stuhlgang komplett zu reinigen.

Vorfall der Beckenorgane

Oft berichten Patientinnen, dass ihnen plötzlich eine Vorwölbung oder Ausbuchtung im Bereich der Scheide aufgefallen ist, die sich wie ein Ei anfühlt oder aussieht. Andere Frauen berichten wiederum über unangenehme, ziehende Unterbauchschmerzen oder Kreuzschmerzen mit einem Druckgefühl im Genitalbereich, ein ungewohntes Fremdkörpergefühl in der Scheide oder Schmerzen beim Verkehr.

Unter einem Beckenorganprolaps versteht man also eine Veränderung der normalen anatomischen Verhältnisse.

Die Palette an Beschwerden kann also sehr groß und unterschiedlich sein. Allen Frauen gemeinsam allerdings ist, dass sie an einer Senkung – auch Prolaps oder Beckenorganprolaps genannt – leiden bzw. diese ursächlich für die oben beschriebenen Beschwerden ist.

Das lateinische Wort „Prolaps“ beschreibt das Abrutschen, Herunterfallen oder Tiefertreten eines Organes. Beckenbodenorgane sind die Gebärmutter, die Scheide und deren Nachbarorgane wie die Harnblase oder der Enddarm. Hierbei kommt es zu einem Verlust der Befestigung der Organe, was wiederum zu einem Abstieg in den Scheidenkanal führt. Unter einem Beckenorganprolaps versteht man also eine Veränderung der normalen anatomischen Verhältnisse.

Der Grund, weswegen die Beschwerden so vielseitig und unterschiedlich auftreten können, liegt daran, dass bei einer Sen-

Links die normale Gebärmutter, rechts mit Beckenorganprolaps

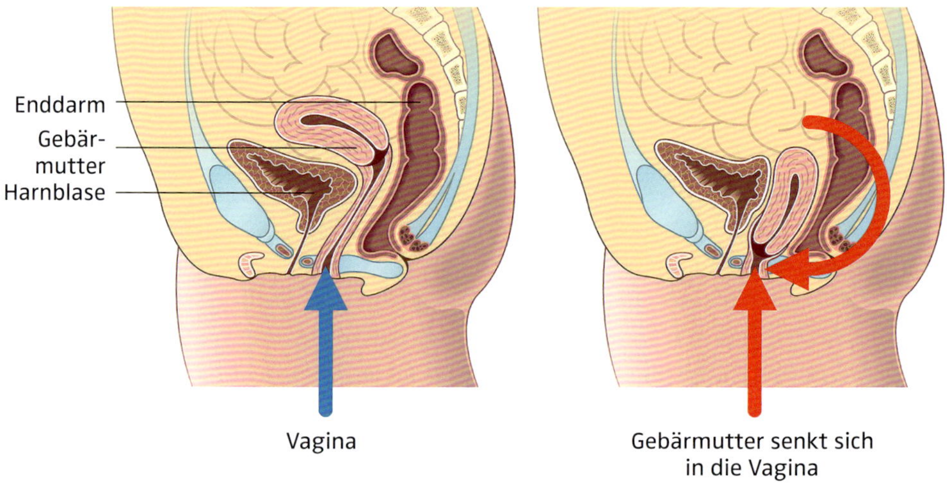

kung unterschiedliche Bereiche – die Kompartimente, siehe Seite 13 – betroffen sein können. Abhängig vom betroffenen Beckenbodenkompartiment und Schweregrad zeigen sich verschiedene Beschwerden, welche die Lebensqualität teilweise schwer beeinträchtigen können.

Bei einer Senkung im Bereich der vorderen Scheidenwand und Harnblase kann es zu einer Blasenentleerungsstörung kommen. Oft beschreiben Patientinnen, dass sie das Gefühl haben, die Blase nicht vollständig entleeren zu können. Durch die Menge an Harn, die immer wieder in der Harnblase verbleibt, kann es leichter zu Infektionen kommen, daher leiden diese Frauen auch häufig an immer wiederkehrenden Harnwegsinfekten.

Sind die hintere Scheidenwand und der Enddarm betroffen, also gesenkt, so äußert sich dies oft in einer sehr störenden Verstopfung. Auch das Gefühl, den Stuhl nicht vollständig entleeren zu können, ist ein unangenehmes Beschwerdebild. Oft verweilt man sehr lange auf der Toilette, um durch verstärktes Pressen eine vollständige Entleerung zu bewirken. Leider ist meist das Gegenteil der Fall, und das Problem verstärkt sich noch mehr, da durch das ständige Pressen die Senkung noch ausgeprägter wird.

Auch das Gefühl der „weiten“ oder auch „klaffenden“ Scheide, das von vielen Frauen als sehr unangenehm und störend beim Geschlechtsverkehr empfunden wird, gehört zu den typischen Senkungsbeschwerden. Eine weite Scheide kann auch das Gefühl hervorrufen, dass sich zu viel Luft in der Scheide befindet oder ständig Luft entweicht.

Schmerzen beim Sex

Schmerzen bei oder während des Geschlechtsverkehrs, medizinisch als Dyspareunie bezeichnet, stellen häufig ein komplexes Beschwerdebild dar. Gerade im Rahmen solcher Beschwerden ist es wichtig, alle möglichen Ursachen dafür genau abzuklären und zu evaluieren.

Vor allem Frauen in den Wechseljahren leiden an diesen Symptomen. Dies lässt sich leicht erklären, da durch den Östrogenabfall vor allem die Schleimhäute betroffen sind und trocken sowie verletzlich werden – von dieser Trockenheit kann eben auch die Scheide betroffen sein. Eine sehr trockene Scheidenschleimhaut wird als sehr unangenehm bis schmerzhaft im Rahmen der vaginalen Penetration wahrgenommen. Auch können kleine Einrisse in der Scheidenschleimhaut die Schmerzen noch verstärken.

Zu erwähnen ist aber auch, dass Frauen mit einer Senkung diese während des Geschlechtsverkehrs noch deutlicher bzw. schmerzhaft spüren. Da das Sexualleben etwas sehr Intimes ist, sollte Ihr Arzt oder Ihre Ärztin eine Befragung nicht nur einfühlsam, sondern auch mithilfe von bewährten standardisierten Fragebögen zu diesem Thema vornehmen.

Blasenschmerzen

Neben den häufigen Senkungs- oder Inkontinenzbeschwerden gehören auch Blasenschmerzen zu möglichen Symptomen einer Beckenbodenschwäche. Blasenschmerzen verursachen häufig einen enormen Leidensdruck. Sie können während der Blasenfüllung, aber auch im Rahmen der Blasenentleerung auftreten. Auch kann der sehr unangenehme Blasenschmerz mit weiteren Symptomen wie vermehrter Drangsymptomatik, häufigem Wasserlassen und nächtlichem Urinieren kombiniert sein. Auch im Rahmen eines Infekts wie bei einem Harnwegsinfekt oder einer Blasenentzündung kann es zu Blasenschmerzen kommen. Diese Schmerzen werden direkt hinter dem Schambein lokalisiert.

Chronische Beckenschmerzen

Schmerzen im Becken oder im Unterbauch kommen häufig vor. Sie können stechend sein, stumpf oder vielleicht auch krampfartig auftreten. Sie können ständig vorhanden sein oder zu unterschiedlichen Zeitpunkten über den Tag verteilt auftreten. Sie werden vielleicht nur für eine kurze Zeit von wenigen Minuten wahrgenommen oder sie dauern einige Stunden.

Wie Sie darauf reagieren, hängt natürlich auch von deren Intensität ab. Ein leichter Schmerz wird zwar registriert, hält uns aber selten davon ab, unsere Gewohnheiten zu ändern. Gern ignorieren wir ihn. Ist das Schmerzgefühl sehr intensiv, bleibt oft keine Wahl – man muss sich mit dem Problem beschäftigen. Ab einer gewissen Stärke ist die professionelle Hilfe einer Ärztin oder eines Arztes gefragt, der oder die eine Abklärung vornimmt und abhängig von der Ursache eine Therapie einleitet.

Interessant ist, dass für Schmerzen, und das gilt auch für den Beckenboden, häufig kein Grund gefunden werden kann. Die Behandlung richtet sich daher auf die Kontrolle der Beschwerden. Im einfachsten Fall werden Schmerzmittel verschrieben. Das Leben nimmt seinen gewohnten Lauf, über den Schmerz wird nicht weiter nachgedacht. Allerdings trifft das nicht immer zu. Manchmal hält der Schmerz an, die Schmerzmittel helfen nicht oder verlieren ihre Wirkung, sobald sie abgesetzt werden. Wenn dieser Zustand länger als sechs Monate dauert, spricht man von einem Chronischen Schmerzsyndrom.

> Leider kann bei vielen Schmerzen im Beckenboden häufig kein Grund gefunden werden.

Dieses Syndrom bezieht sich auch auf das Becken und den Unterbauch. Als obere Grenze wird oft der Nabel herangezogen. Es betrifft sowohl Männer als auch Frauen. Medizinisch wird außerdem zwischen menstruationsabhängigen und zyklusunabhängigen Beschwerden unterschieden. Einheitliche Definitionen gibt es nicht, deswegen ist auch schwer zu bemessen, wie häufig ein chronisches Schmerzsyndrom im Becken auftritt. Was jedoch auffallend ist: Bei bis zu 60 Prozent der Betroffenen kann keine Ursache für die Schmerzen gefunden werden. Was die Folge davon ist, erfahren Sie in den kommenden Kapiteln.

DIE BEHANDLUNGS-MÖGLICHKEITEN

Beckenbodenbeschwerden können unterschiedliche Ursachen haben und sich in verschiedenster Ausprägung bemerkbar machen. Ihrem Arzt oder Ihrer Ärztin stehen zahlreiche Methoden zur Verfügung, um festzustellen, wo das Problem genau liegt. Welche medizinischen Maßnahmen es für welche Ausprägungen der Beckenbodenschwäche gibt und was Sie selbst tun können, um Ihren Beschwerden entgegenzuwirken, erfahren Sie in diesem Kapitel.

Harninkontinenz bei der Frau

Diagnose

Wie wir wissen, ist die Fähigkeit, die Blase zu kontrollieren, ein Meilenstein in der kindlichen Entwicklung. So ist es umso verständlicher, dass man besonders darunter leidet, wenn man später als erwachsener Mensch diese Kontrolle wieder verliert oder nicht mehr vollständig innehat. Viele Frauen ziehen sich aus Scham zurück und isolieren sich. Manche geben sogar ihre gewohnten und liebgewonnenen Tätigkeiten wie Theaterbesuche, Sport oder Reisen auf. Das ist immer wieder sehr schade zu hören, einerseits weil es zeigt, dass dieses Thema in unserer Gesellschaft noch immer mit einem Tabu belegt ist, andererseits aber auch, weil man etwas dagegen tun kann – sprich, es gibt sehr wohl Hilfe.

Frau K. wurde nach vielen Jahren Harnverlust bei mir vorstellig. Am Beginn unseres Gesprächs eröffnete sie mir, dass sie dachte, der Harnverlust gehöre eben zum normalen Altern dazu, da könne man ohnehin nicht mehr viel machen. Frau K. war zum damaligen Zeitpunkt 73 Jahre alt, eine rüstige aktive Dame, die gern auf Reisen ging und vor allem Kulturbesuche liebte. Als sie mit 71 Jahren erstmals die Oper aufgrund eines nicht unterdrückbaren Harndrangs, gefolgt von Harnverlust, akut verlassen musste, war sie nicht nur beschämt und verzweifelt, sondern stornierte auch ihre weiteren Opernbesuche, da sie dasselbe nicht mehr erleben wollte.

Als sie ein Jahr später für eine Premiere Karten von ihrer Tochter geschenkt bekam, wagte sich Frau K. doch noch einmal in die Oper, allerdings mit gemischten Gefühlen. Sie erzählte mir, sie habe an diesem Tag tagsüber fast gar nichts getrunken, um einen Harndrang in der Oper zu vermeiden. Dennoch kam es nach zwei Stunden Sitzen zu einem nicht unterdrückbaren Harndrang, den Frau K. nicht halten konnte. Die Sache war ihr so peinlich, dass sie beschloss, dass dies ihr letzter Besuch in der Oper war.

Das Schicksal von Frau K. ist leider kein Einzelfall. Vielen Frauen geht es so, und es dauert oft sehr lange, bis sie endlich einen Experten oder eine Expertin aufsuchen, die ihnen helfen können. Wie wichtig es ist, dieses Problem offen anzusprechen, zeigen uns die vielen, oft sogar einfachen Behandlungsmöglichkeiten. Kein Mensch muss sich also damit abfinden, „damit" leben zu müssen.

Bei vielen Frauen dauert es lange, bis sie endlich einen Experten aufsuchen.

Der Harn wird durch einen Ventilmechanismus in der Harnblase gehalten, der geschlossen bleibt, bis bei Harndrang die Toilette aufgesucht wird. Dieser Ventilmechanismus besteht größtenteils aus der die Harnröhre umgebenden Beckenbodenmuskulatur unterhalb der Harnblase. Diese Muskulatur kann man grundsätzlich willkürlich steuern. Oft ist das Wahrnehmen dieser Muskeln aber nicht so einfach und braucht Unterstützung durch eine Physiotherapie.

Die Harnröhre, durch die der Urin von der Harnblase nach außen geleitet wird, ist bei Frauen etwa drei bis vier Zentimeter lang und endet im Scheidenvorhof. Die Verschlüsse wirken einem möglichen Druck vom Bauchraum auf die Blase entgegen. Ein solcher entsteht z. B. beim Heben, beim Husten oder Niesen.

Während sich die Harnblase füllt, registrieren die Nerven in der Blasenwand ständig den Füllungszustand und melden ihn ans Gehirn. Der Blasen- oder Detrusormuskel (*Musculus detrusor vesicae, der „Austreiber der Harnblase"*) entspannt und dehnt sich, die Beckenbodenmuskulatur bleibt in Spannung. Bei sich füllender Harnblase wird ein Harndrang empfunden, der jedoch unterdrückt werden kann, hauptsächlich durch zusätzliche Aktivierung der Beckenbodenmuskulatur.

Wird die Entscheidung zur Entleerung getroffen, wenn Ort und Zeit als geeignet empfunden werden, sendet das Gehirn ein Signal an die Harnblase, genauer gesagt an den Blasenmuskel, sich zusammenzuziehen, um so den Harn auszutreiben und die Blase zu entleeren. Gleichzeitig entspannt sich die Beckenbodenmuskulatur, wodurch sich der Ventilmechanismus öffnet. Im Normalfall wird die Harnblase zwischen vier- bis achtmal pro Tag sowie gar nicht bis einmal pro Nacht entleert.

Eine gesundes und ungestörtes Zusammenspiel von Muskeln und Gehirn sind die Voraussetzung für die Kontrolle über die Blasenfunktion.

Ein gesundes sowie ungestörtes Zusammenspiel von Muskeln und Gehirn ist also die Voraussetzung für die Kontrolle über unsere Blasenfunktion. Wenn dieses Zusammenspiel von Muskeln und Nerven gestört ist, kann es zum unfreiwilligen Harnverlust kommen. Um Ihnen eine geeignete Hilfe anbieten zu können, muss zuerst eine genaue Abklärung mit dem Ziel erfolgen, eine Diagnose zu erlangen.

Anamnese

Am Anfang steht immer ein ausführliches Gespräch (Anamnese). Mir ist es hier besonders wichtig, dass mir die Patientin ihr Problem in ihren eigenen Worten schildert. Ich sage am Beginn eines Gesprächs: „Bitte beschreiben Sie mir in Ihren Worten, was Sie am meisten stört." Darüber hinaus ist es sinnvoll, dass die Abklärung durch einen Spezialisten erfolgt. Dies sollte optimalerweise eine Ärztin oder ein Arzt mit spezieller Ausbildung in der Beckenbodenmedizin sein – meist handelt es sich hier um Gynäkologinnen mit Schwerpunkt Urogynäkologie oder Urologen. Wichtig ist auch, dass bei Bedarf andere Berufsgruppen wie Pflegepersonal, Physiotherapeutinnen eingebunden werden.

Ihre Vorgeschichte ist ebenfalls von Interesse. Gefragt werden Sie immer nach Vorerkrankungen, Operationen und Medikamenteneinnahme, die einen Einfluss auf den Beckenboden im Allgemeinen und auf den Harnverlust im Speziellen haben können. Besonderes Augenmerk gilt hier Schwangerschaften (Anzahl, Dauer) sowie Geburten (Anzahl, Kaiserschnitte, vaginale Entbindungen, Geburtsgewicht). Man wird Sie auch genau nach den Aktivitäten und Situationen befragen, die zum Harnverlust führen.

In den meisten Fällen werden Sie angeleitet, ein sogenanntes Blasentagebuch auszufüllen. Ein Blasentagebuch können Sie ganz bequem zu Hause in Ruhe über zwei bis drei Tage ausfüllen. Sie notieren, welche Menge und Art an Flüssigkeit Sie zu sich nehmen (z. B. Wasser, Tee, Kaffee, Wein usw.), wie oft Sie die Toilette aufsuchen und wie viel Sie urinieren (Ihren Harn messen Sie mit einem Messbecher ab). Sie vermerken auch, bei welcher Gelegenheit und wann es zum unfreiwilligen Harnverlust kommt.

Ein Blasentagebuch können Sie zu Hause in Ruhe über einige Tage ausfüllen.

Trink- und Miktionstagebuch

Datum:

Uhrzeit	Trinkmenge in dl*	Urinmenge in ml	Plötzlicher Harndrang?		Unfreiwilliger Harnverlust?	
			Ja	Nein	Wenig (z.B. Tropfen)	Viel (z.B. Kleiderwechsel nötig)

* kleine Tasse = 1 dl grosse Tasse = 2 dl kleines Glas = 2 dl grosses Glas = 3 dl

Wichtig ist es, jedes Gespräch offen zu führen und mögliche Tabus auszuräumen.

Manchmal sind auch speziell für dieses Krankheitsbild konzipierte Fragebögen hilfreich. Oft können dabei Situationen, die schwierig in Worte zu fassen sind, ausformuliert werden, und Patientin und Arzt oder Ärztin können die Veränderung der Antworten auf Standardfragen, z. B. vor und nach einer Therapie, vergleichen. Wichtig ist es, jedes Gespräch offen zu führen und mögliche Tabus auszuräumen.

Klinische Untersuchung

Im Anschluss an das Gespräch wird in den meisten Fällen eine gynäkologische Untersuchung durchgeführt. Sollte gleichzeitig eine Senkung bestehen, muss diese mit abgeklärt werden (siehe Seite 18). Auch der Beckenboden wird abgetastet und geprüft, ob er intakt ist (manchmal kann man einen Defekt in der Muskulatur nach Geburten tasten), wie gut er willkürlich angespannt (kontrahiert) werden und wie lange diese Anspannung gehalten werden kann.

In manchen Fällen ist eine erweiterte Untersuchung erforderlich, um die richtige Diagnose stellen zu können. Bei der sogenannten Urodynamik oder urodynamischen Messuntersuchung (siehe auch Seite 57) werden zwei dünne Katheterschläuche mit Druckmessern in die Harnröhre und eventuell auch in den Enddarm eingeführt. Über den Blasenkatheter wird die Blase langsam aufgefüllt. Sie werden während der Blasenfüllung gebeten zu husten, um festzustellen, ob die dabei erzeugte Druckerhöhung im Bauchraum zu einem Harnverlust führt. Sobald die Blase ausreichend gefüllt ist, wird zusätzlich ein einfacher klinischer Stresstest im Sitzen und Stehen gemacht. Für Sie bedeutet dies, nochmals kräftig – bei voller Blase – zu husten. Dabei kann festgestellt werden, ob es bei nunmehr voller Blase zu einem Harnverlust beim Husten (Erhöhung des Blasendrucks) kommt. Wenn das so ist, ist der klinische Stresstest positiv und es besteht eine Belastungsinkontinenz.

Am Ende der Untersuchung können Sie dann Ihre Blase in eine spezielle Toilette mit Sensoren entleeren. Auf diese Weise kann man feststellen, ob die Blasenentleerung in Ordnung ist.

Die Urodynamik ist eine etwas aufwendigere, aber völlig komplikationslose und größtenteils schmerzfreie Untersuchung. Wir wenden sie vor allem dann an, wenn dadurch eine Zusatzinformation zu Ihrem bestehenden Krankheitsbild gewonnen werden kann.

Ultraschall

Ein Ultraschall wird ebenso nahezu immer durchgeführt. Dabei handelt es sich um ein bildgebendes Untersuchungsverfahren, mit dem sich die inneren Organe mithilfe von Ultraschallwellen auf einem Monitor sichtbar machen lassen. Im Rahmen der Ultraschalluntersuchung in der Urologie kann der gesamte Harn- und Geschlechtsapparat einschließlich des Bauchraumes und der Prostata untersucht werden.

Ein Ultraschall der Harnblase lässt Aussagen über die Funktion der Harnblase zu, indem bei der Untersuchung die Harnblasenkapazität und der Restharn bestimmt werden. Hierzu erfolgt die Ultraschalluntersuchung zunächst bei einer gefüllten Harnblase, um etwa die Harnblasenwanddicke und das Fassungsvermögen zu bestimmen. Nach der Miktion (vollständige Entleerung der Harnblase) wird die Harnblase noch mal per Ultraschall untersucht, um die Restharnmenge zu bestimmen.

Der Ultraschall dient auch zur Erkundung der anatomischen Gegebenheiten von Harnblase, Harnröhre und Beckenboden.

Harnanalyse

Urin enthält zahlreiche nachweisbare Stoffe, deshalb ist die Harnanalytik ein wichtiger Teilbereich der Labormedizin. Mit einem Harnstreifen-Schnelltest kann man schnell und einfach einen Harnwegsinfekt ausschließen. Weist der Teststreifen rote Blutkörperchen (Erythrozyten) im Urin nach, kann das unter anderem auf eine Entzündung der Harnwege zurückzuführen sein. Für eine Entzündung der Blase oder der Niere spricht, wenn außerdem auch weiße Blutkörperchen (Leukozyten) im Urin zu finden sind. Der Nachweis von Nitrit sowie ein erhöhter ph-Wert sprechen für eine Infektion der Harnwege.

Für die Harnanalyse benötigt der Arzt meist den sogenannten „Mittelstrahlurin". Beim Verdacht auf eine Entzündung der Harnröhre untersucht man auch die erste Portion des Harns.

Allgemeine Behandlungsmaßnahmen

Mit den angeführten Methoden wird Ihre behandelnde Ärztin zu einer Diagnose kommen und mit Ihnen verschiedene Therapiemöglichkeiten besprechen.

Wie Sie mittlerweile wissen, gibt es unterschiedliche Ursachen für eine Harninkontinenz. Sie äußert sich nicht nur in unterschiedlichen Symptomen, sie wird auch in verschiedene Formen unterteilt.

Das ist insofern wichtig zu wissen, da die Behandlung der einzelnen Formen oft gänzlich unterschiedlich sein kann.

Mit einem Harnstreifen-Schnelltest kann man schnell einen Harnwegsinfekt ausschließen.

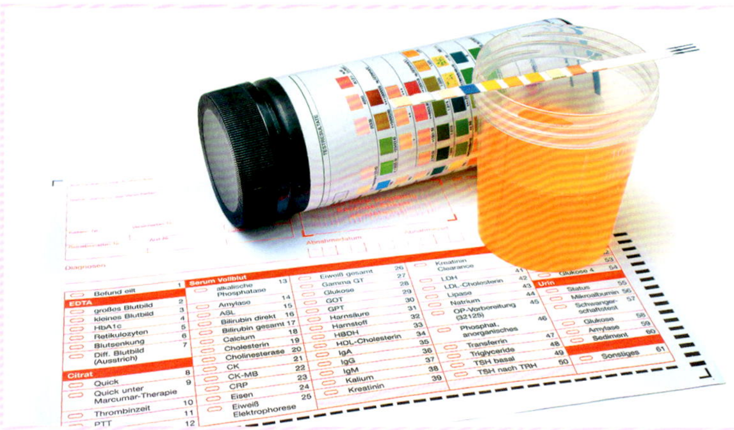

Belastungsinkontinenz Als Belastungsinkontinenz, auch Stressinkontinenz genannt, wird ein unfreiwilliger Harnverlust bezeichnet, der bei erhöhtem Druck im Bauchraum auftritt. Dieser Druck wird dann auf die Harnblase übertragen. Die Belastungsinkontinenz ist vor allem ein mechanisches Problem: Der Druck im Bereich der Harnröhre ist zu gering, um dem Harnblasendruck entgegenzuwirken.

Belastungs- oder Stressinkontinenz ist ein unfreiwilliger Harnverlust, der bei erhöhtem Druck im Bauchraum auftritt.

Die Harnröhre und die Harnblase werden von den Muskeln, Bändern und dem Bindegewebe des Beckenbodens unterstützt, sodass während der Belastung z. B. beim Husten oder bei sportlichen Aktivitäten durch entsprechende Kontraktion der Ventilmechanismus funktioniert und so vermieden wird, dass Urin abläuft. Wenn diese Muskeln schwach sind oder beschädigt, kann es zum unfreiwilligen Urinverlust kommen.

Man kann sich dazu einen Gartenschlauch vorstellen, durch den Wasser läuft und dessen Strahl unterbrochen wird, wenn man daraufsteigt. Ist der Untergrund hart (starker Beckenboden), hat man mit dem Tritt ein Widerlager, das dazu führt, dass sich der Schlaucht abklemmt. Ist der Untergrund weich (schwacher Be-

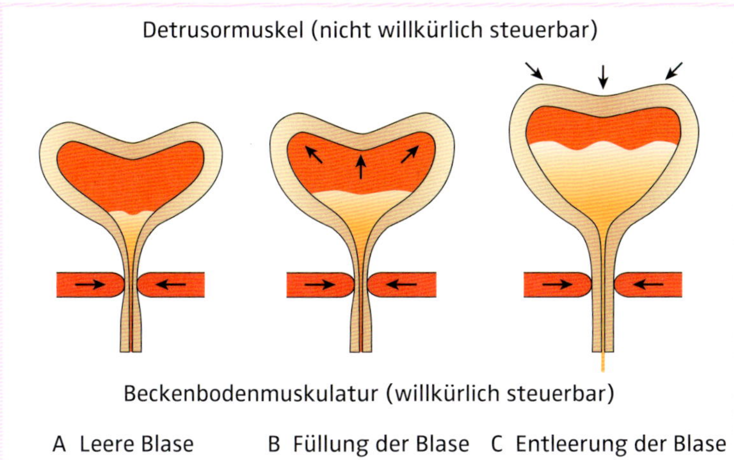

Die wesentliche Funktion der Harnblase schematisch dargestellt: Füllung und Entleerung

ckenboden), kann man mit dem Tritt keine Kraft aufbauen und den Schlauch nicht abklemmen, das Wasser wird weiterrinnen.

Betroffene Frauen mit Belastungsharninkontinenz beschreiben typischerweise, dass sie beim Husten, Lachen, Niesen, beim Sport oder auch beim Treppensteigen oder jeglicher körperlicher Aktivität (manchmal nur bei einem Lagewechsel vom Sitzen ins Stehen) Harn verlieren. Dies ist für die Betroffenen meist sehr unangenehm, da der Harnverlust ohne Vorwarnung auftritt. In dieser verständlicherweise peinlichen Situation möchte man am liebsten im Boden versinken. Die gute Nachricht ist: Es gibt Hilfe und Therapiemöglichkeiten, um solchen Situationen entgegenzuwirken, die Sie ab Seite 49 kennenlernen.

Dranginkontinenz und überaktive Blase Kommt es hingegen zu einem unfreiwilligen Harnverlust, der von einem plötzlichen Harndrang begleitet wird oder dem ein plötzlicher Harndrang direkt folgt, spricht man von einer Dranginkontinenz oder auch einer überaktiven Blase.

Betroffene Frauen haben meist wenig Warnsymptome vor der nächsten Episode des plötzlichen Harnabgangs und können den Drang schlecht bis gar nicht zurückhalten. Typische Auslöser sind ein laufender Wasserhahn oder das Aufsperren der Wohnungstür. Betroffene berichten oft, dass sie jede Toilette in ihrem Umkreis genau kennen und diese schon beim Verlassen der Wohnung vor Augen haben.

Im Gegensatz zur Belastungsinkontinenz ist bei der Dranginkontinenz der Schließmuskel der Harnröhre intakt, jedoch führen motorische oder sensorische Störungen zu unkontrollierten Kontraktionen der Harnblase. Häufig ist die Dranginkontinenz ohne nachweisbare Ursache (= idiopathisch), sie kann aber auch im Rahmen einer neurologischen Erkrankung wie Morbus Parkinson oder Multiple Sklerose auftreten. Eine Überempfindlichkeit der Blase kann auch durch Tumore, Harnwegsinfekte, Steinbildung oder Östrogenmangel entstehen.

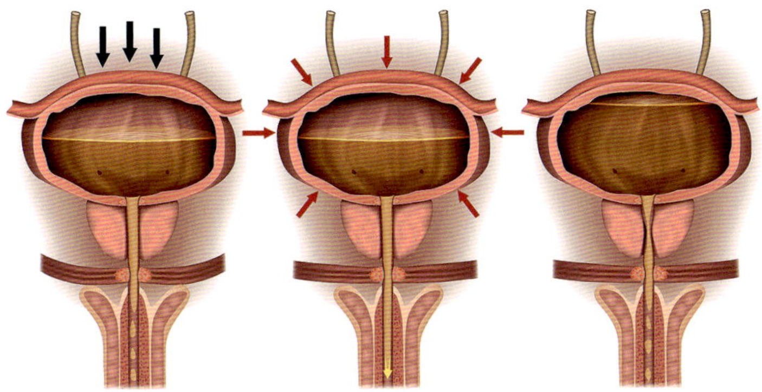

Stressinkontinenz (Belastungsinkontinenz) durch erhöhten Bauchinnendruck bei Belastungen (Schwache Beckenbodenmuskulatur)

Dranginkontinenz durch ungewollte Kontraktion der Blasenmuskeln

Überlaufinkontinenz durch Blockade der Harnröhre

Formen von Harninkontinenz

Typische Auslöser sind der Dranginkontinenz sind ein laufender Wasserhahn oder das Aufsperren der Wohnungstür.

Neben der Dranginkontinenz kann auch eine überaktive Blase ohne Harnverlust auftreten. Dies bedeutet im Prinzip ein ähnliches Beschwerdebild, das geprägt ist durch einen nicht unterdrückbaren Harndrang, vermehrte Toilettengänge tagsüber, eventuell auch nachts, aber ohne Harnverlust. Betroffene berichten, bei einsetzendem Harndrang rasch eine Toilette aufsuchen zu müssen, um den Harn gerade noch halten zu können.

Mischinkontinenz Von einer gemischten Inkontinenz spricht man bei einer Kombination von Harnverlust bei nicht unterdrückbarem Harndrang und zusätzlichem Harnverlust bei Belastung, Husten oder Niesen. Bei genauerer Befragung geben allerdings viele Frauen das vordergründige Problem an, das im Alltag am meisten stört.

Häufigkeit von Harninkontinenz

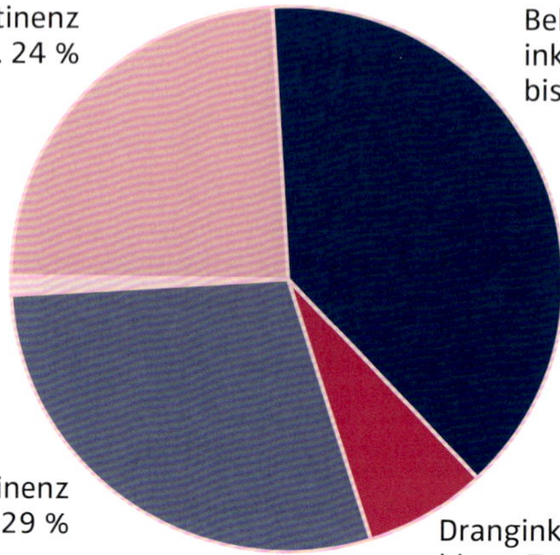

Die Behandlung der einzelnen Formen von Harninkontinenz kann oft gänzlich unterschiedlich sein, die folgenden Maßnahmen haben aber eine gewisse Allgemeingültigkeit.

Den Lebensstil verändern

Ein guter Lebensstil heißt im Prinzip nichts anderes als: „Schauen Sie gut auf sich selbst und gestalten Sie eine gesunde Lebensführung." Praktisch bedeutet dies vor allem, dass Sie genügend – aber nicht zu viel – täglich trinken sollten. Eine Trinkmenge von 1,5 bis zwei Liter erscheint hier als optimale Mengenangabe. Achten Sie auch darauf, was Sie trinken: Gerade Kaffee, schwarzer Tee und Alkohol fördern die Harnausscheidung und führen dazu, dass Sie die Toilette noch öfter aufsuchen müssen.

Das Vermeiden von Übergewicht ist besonders wichtig. Betreiben Sie regelmäßig Sport und verzichten Sie auf Nikotin und zu viel Alkohol. Schauen Sie auch, dass Ihr Stuhlgang regelmäßig ist und Sie eine Verstopfung durch die richtige Diät und Flüssigkeitszufuhr vermeiden. Mehr zu diesem Thema erfahren Sie ab Seite 112.

Beckenbodentraining

Ziel des Beckenbodentrainings ist es, den ausbleibenden Druck um die Harnröhre (wieder) aufzubauen. Beckenbodentraining – wenn es regelmäßig und konsequent durchgeführt wird – kann beispielsweise die Beschwerden einer Belastungsinkontinenz erheblich verringern: Zahlreiche internationale Studien haben gezeigt, dass es bei fast 75 Prozent der Betroffenen zu einer Besserung kommt. Voraussetzung dafür ist die richtige Anleitung durch speziell geschulte Physiotherapeuten. Sobald Sie einige Einheiten gemeinsam absolviert haben, werden Sie gut in der Lage sein, das Beckenbodentraining selbstständig durchzuführen. Sie werden auch bemerken, dass Sie tägliche Übungen mit der Zeit leicht in Ihren Alltag einbauen können. Mehr Informationen dazu gibt es ab Seite 142.

> Konservative Maßnahmen wie Physiotherapie und Lebensstilveränderungen stellen immer die erste therapeutische Maßnahme bei Harninkontinenz dar.

Blasentraining

Falls Sie unter starken Drangbeschwerden – eventuell verbunden mit Dranginkontinenz – leiden, so wird Ihnen das sogenannte Blasentraining helfen. Wie der Name schon sagt, trainieren Sie selbst Ihre Blase so, dass diese wieder ihre normale Funktion erlernt. Was heißt das nun genau? Blasentraining bedeutet, dass Sie im täglichen Leben Ihre Blase so trainieren, dass diese größere Harnmengen halten kann und Sie den Harndrang willkürlich unterdrücken können: Sie versuchen, Ihrer Blase sozusagen Ihren Willen aufzuzwingen und so die Anzahl der Toilettengänge zu reduzieren, die Zeitabstände zwischen den Toilettengängen zu verlängern und die Toleranz des Harndrangs zu steigern.

Inkontinenzhilfen

Die Industrie hat eine ganze Reihe von Inkontinenzhilfen im Angebot. Dazu zählen Spezialtampons und sogenannte Pessare, die in die Scheide eingeführt werden, um Harnverlust zu vermeiden. Solche Produkte können dauerhaft getragen oder z. B. vor dem Sport eingeführt werden.

Zu den am häufigsten verwendeten Inkontinenzprodukten zählen Inkontinenz-Slipeinlagen in verschiedenen Größen und Stärken oder Einweghosen mit spezifischer Absorptionskraft. Durch diese Produkte kann ein angenehmes Maß an Hygiene und Geruchsminimierung erzielt werden.

Harnverlust und Harndrang

Die überaktive Blase kennzeichnet sich durch einen vermehrten Harndrang. Vielleicht haben Sie das selbst das schon erlebt oder kennen dieses Gefühl des plötzlichen, zwingenden und nicht mehr unterdrückbaren Harndrangs. Dieser ist meist mit häufigen Toilettengängen tagsüber verbunden. Sie fragen sich sicherlich, was in diesen Zusammenhang „häufig" ist. Häufig bedeutet mehr als sieben Toilettengänge tagsüber und/oder mehr als einmal nächtliches Aufwachen durch Harndrang mit Harnentleerung (Nykturie). Oft werden dabei nur sehr geringe Harnmengen ausgeschieden.

Die Dranginkontinenz ist vor allem ein funktionelles Problem der Nervenbahnen der Harnblase.

Falls der Harn bereits vor dem Erreichen einer Toilette abgeht, bezeichnet man dies als Dranginkontinenz. Eine überaktive Blase kann aber auch ohne Harnverlust bestehen – hier ist nur die Drangsymptomatik vorhanden und der Harn kann noch gehalten werden. Die Dranginkontinenz ist vor allem ein funktionelles Problem der Nervenbahnen der Harnblase.

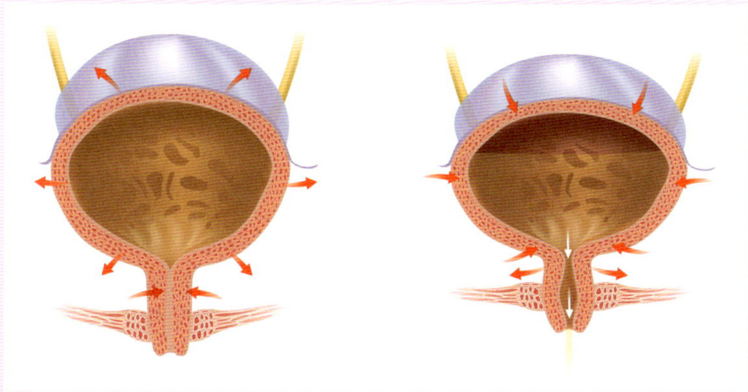

Der Aufbau der weiblichen Blase – links die gesunde Blase, rechts die überaktive Blase

Ursachen

Ursächlich für die Beschwerden ist oft ein überaktiver Harnblasenmuskel: Der Muskel der Harnblase versucht, unkontrolliert den Harn zu entleeren. Dies geschieht unwillkürlich und oft ohne Vorwarnung. Diskutiert wird, dass der Blasenmuskel, der bereits bekannte Musculus detrusor vesicae, einer vermehrten Reizanflutung ausgesetzt ist und es dadurch zu vermehrten Kontraktionen der Harnblase kommt. Das kann die Folge einer Schädigung der Nervenbahnen sein.

Abgesehen vom natürlichen Alterungsprozess können auch Entzündungen der unteren Harnwege, neurologische Erkrankungen (z. B. Multiple Sklerose) sowie Blasensteine oder Blasentumore Auslöser für eine überaktive Blase sein. Auch bestimmte Getränke (z. B. Kaffee, Tee, schwere Fruchtsäfte oder kohlensäurehaltige Getränke) oder eine zu große Trinkmenge können eine überaktive Blase verursachen oder verstärken. Leider lässt sich für die überaktive Blase oft keine exakte Ursache finden.

Behandlungsmöglichkeiten

Ziel der Behandlung ist es, den überaktiven Blasenmuskel ruhigzustellen und damit die häufigen Toilettengänge zu reduzieren.

Das Intervall zwischen den Toilettengängen sollte also länger werden. Dafür werden sowohl spezielle Medikamente als auch elektrische Impulse in unterschiedlicher Verabreichungsform eingesetzt.

Medikamente Hier gibt es im Grunde zwei Ansätze. Die erste Medikamentenklasse, die sogenannten Anticholinergika, zielen darauf ab, die den Blasenmuskel reizenden Nerven zu blockieren. Häufige Nebenwirkungen sind hier aber Mundtrockenheit und Darmentleerungsstörungen. Die zweite Medikamentenklasse, die sogenannten Beta-Mimetika, haben zum Ziel, die den Blasenmuskel beruhigenden Nerven zu stimulieren. Diese Substanzen wirken allerdings teilweise auch am Herz-Kreislauf-System und müssen daher mit entsprechender Vorsicht verabreicht werden. Bei Bluthochdruck ist diese Medikamentenklasse nicht geeignet.

Bestimmte Medikamente können bei einer überaktiven Blase sinnvoll eingesetzt werden.

Medikamente können zur Therapie der überaktiven Blase sinnvoll eingesetzt werden, sie müssen allerdings über einen gewissen Zeitraum konstant eingenommen werden, um eine Wirkung zu erreichen. Nebenwirkungen sollten vorher angesprochen werden.

Botulinumtoxin Botulinumtoxin, kurz Botox genannt, ist ein Nervengift und führt zu einer Lähmung von Muskeln. Wir kennen Botox zumeist aus der ästhetischen Medizin, wo es zur Faltenunterspritzung verwendet wird. Aber auch zur Behandlung der überaktiven Blase kann Botox sinnvoll eingesetzt werden.

Mittels eines kleinen chirurgischen Eingriffs, nämlich einer Blasenspiegelung, kann diese Substanz unter lokaler Betäubung in den Harnblasenmuskel gespritzt werden. Dadurch kommt es zu einer vorübergehenden Lähmung und somit Entspannung des Blasenmuskels, wodurch die Beschwerden gelindert werden: weniger Toilettengänge, geringerer Harndrang, Verminderung der Inkontinenzepisoden.

Die Therapie ist in etwa 80 Prozent der Fälle wirksam und der Effekt hält meist maximal neun Monate an, erfordert daher meist

Wiederholungen. Die Gefahr eines vorübergehenden Harnverhalts ist gering, trotzdem ist eine Einschulung auf Selbstkatheterisierung (siehe Seite 58) empfehlenswert. Sie sind somit autonom und können im Bedarfsfall Ihre Blase selbst künstlich entleeren.

Elektrische Reizung der Nerven Der Tibialisnerv (Nervus tibialis) verläuft entlang der Rückseite des Unterschenkels und hat eine Verbindung zum Rückenmark und somit auch zu den Nerven der Harnblase. Durch Stimulation dieses Nervs mittels einer feinen Nadel im Bereich des Sprunggelenks (perkutane tibiale Neuromodulation) werden elektrische Impulse an die Blase geschickt, die diese beruhigen. Dies führt indirekt zu einer verbesserten Harnblasenkontrolle. Diese Therapieoption ist nicht schmerzhaft, kann bequem täglich zu Hause angewendet und sollte zumindest über drei Monate durchgeführt werden.

Bei der sakralen Neuromodulation werden die Blasennerven stimuliert, allerdings direkt über eine Elektrode im Rückenmark. Der Eingriff ist etwas aufwendig, aber relativ sicher und komplikationslos. In einer ersten Operation wird die Elektrode implantiert und über einen externen Test-Schrittmacher gesteuert. Es gibt dafür verschiedene Programme entsprechend Ihrem Beschwerdebild. Bei erfolgreichem Ansprechen der Blase wird in einer zweiten Operation ein permanenter Schrittmacher, ähnlich einem Herzschrittmacher, im Gesäßbereich implantiert. Die Erfolgsrate liegt bei etwa 75 Prozent.

Operative Maßnahmen Bei der Belastungsinkontinenz steht der unfreiwillige Urinverlust, z. B. bei sportlichen Aktivitäten oder beim Husten, Niesen, Heben oder Lachen, im Vordergrund. Die Belastungsinkontinenz ist vor allem ein mechanisches Problem: Der Druck im Bereich der Harnröhre ist zu gering, um dem Harnblasendruck entgegenzuwirken. Falls konservative Maßnahmen erfolglos oder nicht ausreichend zufriedenstellend bleiben, muss ein chirurgischer Eingriff angedacht werden. Ziel einer Operation

> Die Belastungsinkontinenz ist vor allem ein mechanisches Problem.

ist es, die Harnröhre zu unterstützen und z. B. schlaffes oder defektes Bindegewebe zu ersetzen. Das folgende Beispiel zeigt sehr gut, dass ein operatives Vorgehen schlussendlich zum Erfolg geführt hat.

Eine Patientin klagte mir in der Praxis ihr Leid: Sie ging leidenschaftlich gerne joggen, aber mittlerweile ging das nicht mehr – nicht einmal mit dem Tragen von Einlagen oder Tampons konnte sie mehr ohne Harnverlust laufen. Für die Patientin was dies ein großer Einschnitt in ihre Lebensqualität, da Laufen schon immer ihr Lieblingssport war. Die Patientin ist sehr sportlich und schlank und hatte gerade ihren 50. Geburtstag gefeiert. Beckenbodentraining hatte sie bereits gemacht, aber ohne große Wirkung. Nach ausführlichen Untersuchungen riet ich ihr zu einer Schlingen-OP. Drei Monate nach der Operation sahen wir uns wieder. Sie war überglücklich: Sie konnte wieder joggen gehen und verlor keinen Tropfen Harn mehr.

- **Schlingenoperation** Bei der Schlingenoperation handelt es sich um die klassische Inkontinenzoperation. Hierbei wird ein etwa ein Zentimeter breites Kunststoffband permanent unter die Harnröhre gelegt. Dazu ist nur ein kleiner Schnitt in der Scheide unterhalb der Harnröhre notwendig. Diese Schlinge unterstützt die Harnröhre beim Husten, Niesen und Sport. Das ist in etwa so, wie wenn Sie den zuvor beschriebenen Gartenschlauch (siehe Seite 41) auf eine feste Unterlage verlegen, sozusagen weg von der weichen Wiese auf den harten Terrassenboden, und dann daraufsteigen, um den Wasserstrahl zu unterbinden.
- Das Band kann entweder so gelegt werden, dass es hinter dem Schambein über zwei kleine Schnitte ausgeleitet wird, oder es wird über je einen Schnitt rechts und links in der Leiste hinausgeführt. Am Ende der Operation wird das Band auf Hautniveau gekürzt, sodass es nicht mehr sichtbar ist.

- Diese Operation hat sich mittlerweile als Goldstandard etabliert und gilt als effizient und sicher mit hervorragenden Langzeitergebnissen. Die meisten Frauen erholen sich sehr rasch nach dem Eingriff. Beeindruckend sind die Erfolgsraten: Etwa 85 Prozent aller Frauen werden nach einer solchen Operation wieder vollständig kontinent, über 90 Prozent verspüren zumindest eine klare Verbesserung. Mittlerweile liegen Daten über einen Zeitraum von 17 Jahren vor, das heißt, bei der Schlingen-OP handelt es sich auch um eine extrem gut dokumentierte Operation mit beachtlichen Langzeitergebnissen.
- Die Schlingen-OP ist zwar nicht zur Therapie der Dranginkontinenz geeignet. Trotzdem beschreibt fast die Hälfte aller Frauen eine Verbesserung der Drangsymptome bei vorliegender Mischinkontinenz.

Die Schlingen-OP verbessert bei der Hälfte aller Frauen die Drangsymptome bei Mischinkontinenz.

- **Kolposuspension** Diese Operation war vor der Einführung der Schlingen-OP die Standardbehandlung der Belastungsinkontinenz. Hierbei wird durch vier bis sechs Nähte das Bindegewebe der Scheide unter der Blase seitlich am Schambein verankert. Dies geschieht entweder mittels Schlüsselloch-Technik oder klassisch durch einen etwa zehn bis zwölf Zentimeter langen Schnitt im Unterbauch. Im Prinzip wird hier die Harnröhre in den Druckbereich des Bauchs gehoben. Die Erfolgsraten sind ähnlich jener der Schlingen-OP. In ausgewählten Fällen oder bei Kontraindikationen gegen eine Schlingenoperation kann die Kolposuspension angewendet werden.
- **Harnröhrenunterspritzung** Hierbei wird die Harnröhre mit einer Füllsubstanz verengt, um den Druck zu erhöhen. Dabei werden Quellwirkstoffe (ein wasserlösliches Hydrogel) in bzw. unter die Schleimhaut der Harnröhre gespritzt. Es handelt sich um einen kurzen, völlig unkomplizierten Eingriff, der auch in lokaler Betäubung erfolgen kann. Die Injektionen können nach einigen Wochen auch wiederholt werden.

Überlaufinkontinenz

Ursachen

Auf eine Überlaufinkontinenz deutet ein kontinuierlicher, tröpfchenweiser Harnverlust hin. Der Druck in der Blase übersteigt den Druck des Blasenschließmuskels, die Blase ist ständig überfüllt und gibt ohne Dranggefühl ständig kleine Mengen Urin ab.

Ursachen dafür können beispielsweise Abflussbehinderungen sein, die zu einer Überdehnung der Harnblase führen, aber auch Tumore oder Nervenschädigungen. Ebenso kann es aufgrund eines schwachen Blasenmuskels zu einer Überlaufinkontinenz kommen. Der Blasenmuskel besitzt nicht ausreichend Kraft, um in der Entleerungsphase die Blase restharnfrei zu entleeren. In der Folge staut sich der Restharn immer mehr an, und die Blase „läuft über".

Behandlungsmöglichkeiten

Hier ist es natürlich besonders wichtig, die auslösende Ursache zu behandeln. Sollte beispielsweise eine ausgeprägte Senkung die Ursache für die Blasenentleerung sein, so gilt es, die Senkung als kausale Ursache zu behandeln. In weiterer Folge wird sich dann auch die Blasenproblematik legen. Wenn die Blasenentleerungsstörung also erfolgreich behoben werden konnte, muss die Blase wieder ihre „normale" Funktion erlernen. Regelmäßige Toilettengänge, man spricht hier auch von der „Miktion nach der Uhr", und eine gute Produktberatung bezüglich Inkontinenzprodukten stehen meist im Vordergrund.

Harnverhalt oder Harnretention ist die Ansammlung von Urin in der Harnblase aufgrund einer nicht ausreichenden oder ausbleibenden Entleerung.

Harnverhalt

Unter einem Harnverhalt, auch Harnretention genannt, versteht man die Ansammlung von Urin in der Harnblase aufgrund einer nicht ausreichenden oder ausbleibenden Entleerung. Es handelt sich hierbei also um eine klassische Entleerungsstörung der Blase.

Im Großen und Ganzen gibt es dafür zwei Gründe:

- eine Unterfunktion des Blasenmuskels, der für die Entleerung der Blase verantwortlich ist
- ein Hindernis auf Höhe der Harnröhre, die es dem Harn unmöglich macht, abzufließen

Betroffene Frauen beschreiben meist eine sehr langsame, verlängerte und schlussendlich ungenügende Blasenentleerung. In extremen Fällen kann die Blase gar nicht mehr entleert werden. Schmerzen treten dabei nahezu nur auf, wenn die Blase gar nicht entleert werden kann.
Weitere häufige Symptome sind:

- ein gestörtes, ungewöhnliches Blasengefühl, das oft nicht in Worte zu fassen ist
- ein verminderter Harndrang
- ein gestörter, oft schwacher oder „abgehackter" Urinstrahl
- Schwierigkeiten, die Blasenentleerung willkürlich beginnen zu lassen
- die Notwendigkeit der Einlage eines Fingers in die Scheide, um die Blasenentleerung zu beginnen (z. B. um eine Senkung zu „beheben")

Eine meiner Patientinnen klagte über das Gefühl, nie richtig ausurinieren zu können. Sie hatte das Gefühl, dass immer etwas in der Blase zurückblieb. Sie ging oft gleich nach der ersten Blasenentleerung nochmals auf die Toilette, aber es kam dann nur sehr wenig Harn nach. Zusätzlich erzählte sie mir, dass sie seit der erschwerten Blasenentleerung auch unter immer wiederkehrenden Harnwegsinfektionen litt.

Die geschilderten Beschwerden sind ganz typisch und erklären sich durch den sogenannten Restharn. Wichtigstes Merkmal einer Blasenentleerungsstörung ist das Vorliegen von Restharn. Die Restharnmenge kann gleich nach dem spontanen Harnlassen einfach bestimmt werden. Dabei wird mittels Ultraschall oder Ablassen des Restharns über einen kleinen Einmalkatheter gemessen, wie viel Harn in der Blase verbleibt.

Prinzipiell ist eine vorübergehende Blasenentleerungsstörung nicht gefährlich. Sollte allerdings ein chronischer Harnverhalt vorliegen, kann es gefährlich werden, da es zu einem Rückstau des Harns in die oberen Harnwege, den Harnleiter und die Nieren führen kann. Dadurch kann es zu einer Druckerhöhung und einer Schädigung der oberen Harnwege sowie zu einer funktionellen Schädigung der Nieren kommen.

Solche schweren Folgeschäden sind allerdings weit weniger häufig als wiederkehrende Harnwegsinfekte aufgrund des Restharns, der als eine Art Reservoir für aufsteigende Bakterien dient.

Ursachen

> Die Ursachen für Harnverhalt können in der unzureichenden Blasenmuskelfunktion, in einem Hindernis an der Harnröhre oder in einer Kombination aus beidem liegen.

Um die Restharnbildung besser zu verstehen, hilft ein Blick auf den Mechanismus der Blasenentleerung. Eine regelrechte Blasenentleerung erfordert ein koordiniertes Zusammenspiel von komplizierten Nervenbahnen sowie den Organen des Beckens und Muskeln des Beckenbodens. Es handelt sich um einen willkürlich steuerbaren Reflex mit Einbeziehung des zentralen Nervensystems von Hirnstamm, autonomem Nervensystem, Rückenmark sowie der Beckennerven und -muskeln. Es kommt dabei am Ende zu einer Entspannung der Beckenbodenmuskeln sowie des muskulären Anteils der Harnröhre und einer gleichzeitigen Anspannung des Blasenmuskels. Jede Veränderung dieser Abläufe oder Schädigungen auch nur einer dieser Strukturen können einen Harnverhalt nach sich ziehen.

Wie bereits erwähnt, können die Ursachen für einen Harnverhalt entweder in der unzureichenden Blasenmuskelfunktion, in einem Hindernis an der Harnröhre oder in einer Kombination aus beidem liegen.

Unteraktivität der Blasenmuskulatur Die Internationale Kontinenzgesellschaft ICS definiert dieses Krankheitsbild als eine verlängerte Blasenentleerung und/oder unvollständige Blasenentleerung als Folge der verminderten Aktivität (Stärke und Dauer) der Blasenmuskulatur. Die Diagnose wird im Rahmen einer Urodynamik (siehe Seite 38 sowie Seite 57) gestellt und hat wahrscheinlich gemischte Ursachen. Wichtig ist hier zu bedenken, dass manche Frauen Schwierigkeiten haben, während einer solchen Untersuchung die Blase gezielt zu entleeren. Die Aufregung oder die Anwesenheit vielleicht mehrerer Personen können hier zu einer lediglich situationsbezogenen Entleerungsschwierigkeit führen, daher muss man vorsichtig sein, nicht irrtümlich eine falsche Diagnose zu stellen.

Andererseits gibt es aber sehr wohl Situationen und Ursachen, die einen Krankheitswert haben. Das können beispielsweise Veränderungen der Harnröhre, Schädigungen des zentralen Nervensystems, Folgen verminderter Durchblutung (Ischämie) oder Muskelschädigungen sein. Solche Veränderungen können auch typischerweise bei Systemerkrankungen wie Diabetes mellitus oder neurologischen Erkrankungen wie Morbus Parkinson oder Multipler Sklerose auftreten. Ein ähnliches Phänomen wird oft als Folge einer Strahlentherapie bei Krebsleiden im Becken beobachtet.

Manche Medikamente, darunter Anticholinergika, Antihistaminika, Antidepressiva, Asthmamedikamente, Benzodiazepine und Opiate, können ebenfalls eine hemmende Wirkung auf den Blasenmuskel ausüben.

> Bei Männern ist Harnverhalt im Rahmen von Prostataleiden besonders häufig.

Mechanische Veränderungen der Harnröhre Bei Männern ist diese Form des Harnverhalts im Rahmen von Prostataleiden besonders häufig. Bei Frauen kommt es aufgrund der anatomischen Unterschiede und der kürzeren Harnröhre seltener zu diesem Phänomen. Zu einer Abklemmung der Harnröhre können bei Frauen typischerweise ein ausgeprägter Senkungszustand (Beckenorganprolaps) oder auch die Nachwirkungen einer Operation zur Behandlung der Belastungsinkontinenz führen. Auch Tumore können die Harnröhre einengen, wobei es sich aber meist um gutartige Myome der Gebärmutter handelt; bösartige Veränderungen der unteren Harnwege sind eher selten.

Auch an der Harnröhre selbst kann es zu krankhaften Veränderungen kommen. Sogenannte Divertikula, das sind formverändernde Ausstülpungen der Harnröhre, blockieren so das Hauptrohr.

Funktionelle Obstruktion der Harnröhre Die Diagnose für diese Form der Obstruktion, also einer Verstopfung oder Verengung, wird im Rahmen einer urodynamischen Messung oder einer Elektromyografie, bei der die Signale zwischen Nerven und Muskeln gemessen werden, gestellt.

Behandlungsmöglichkeiten

Anamnese und Restharnbestimmung Wie immer steht am Anfang das Gespräch. In der Anamnese wird nach den Symptomen gefragt, und bei Verdacht auf Harnverhalt werden weitere Untersuchungen veranlasst. Wie bereits erwähnt wird zuerst mittels Ultraschall oder Katheter eine Restharnbestimmung durchgeführt. Die Grenzwerte zur Restharnmessung sind leider nicht einheitlich, man kann aber davon ausgehen, dass Mengen unter 100 Milliliter als normal angesehen werden können und keine weiteren Interventionen verlangen. Bei Restharnmengen über 150 Milliliter wird der verbleibende Harn meist über einen Einmalkatheter abgelassen.

Gynäkologische Untersuchung Neben Gespräch und Restharnmessung wird meist eine gynäkologische Untersuchung durchgeführt, in deren Rahmen eventuelle Fremdkörper oder einklemmende Strukturen rund um die Harnröhre oder den Blasenhals ertastet oder eine eventuelle Senkung erkannt werden können.

Urodynamische Messung In manchen Fällen kann eine erweiterte Abklärung im Sinne einer urodynamischen Messung (siehe auch Seite 38) erforderlich sein. Hier wird sowohl die Füllphase als auch die Entleerungsphase der Harnblase analysiert.

Eine normale Blasenentleerung zeigt einen guten Harnfluss, bis ein maximaler Gipfel erreicht ist (maximaler „peak"), danach geht der Fluss kontinuierlich zurück, das heißt, der Harnstrahl wird schwächer und langsamer, die Blase ist beinahe entleert.

Die Blasenentleerung nach dem Stakkato-Muster bedeutet einen kurzen, abgestoßenen Harnstrahl, also keinen kontinuierlichen Fluss wie im Normalfall. Man muss oft die Bauchpresse verwenden, um überhaupt die Blase entleeren zu können. Auch die Plateaubildung fällt in ein Flussmuster außerhalb der Norm und muss weiter im Zusammenhang mit der klinischen Untersuchung evaluiert werden, um definitive Rückschlüsse auf Ursache oder Auslöser finden zu können.

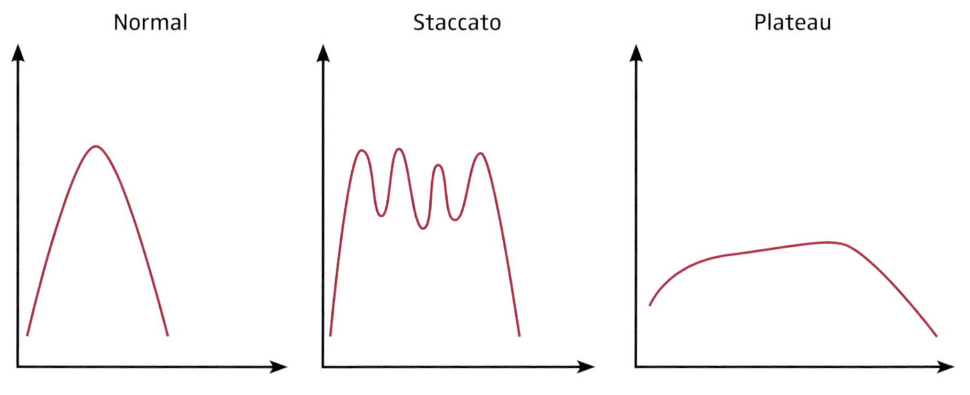

Urodynamische Messung der Entleerung: links der normale Harnfluss, mittig und rechts Flussmuster außerhalb der Norm

Harnröhren- und Blasenspiegelung Bei der Harnröhren- und Blasenspiegelung untersucht der Arzt die unteren Harnwege mit einem speziellen Untersuchungsgerät, einem Zystoskop. Damit kann er die unteren Harnwege über die Harnröhre anschauen. Dabei lassen sich, neben Veränderungen der Harnröhre, eine Vergrößerung der Prostata, Veränderungen der Schließmuskelfunktion der Blase, Tumore oder Blasensteine feststellen und beurteilen.

Eine Patientin mit großen Problemen bei der Blasenentleerung berichtete, dass sie manchmal mit dem Finger die Blase zurückschieben müsse, um überhaupt urinieren zu können. Ich veranlasste eine klinische Untersuchung und stellte eine ausgeprägte Senkung – vor allem im Bereich der Harnblase – fest. Wir einigten uns auf eine chirurgische Lösung des Problems. Nach einer Senkungsoperation konnte die Patientin völlig normal und restharnfrei urinieren, da das auslösende Problem, nämlich die Senkung der Harnblase, behoben wurde.

Das Erlernen der Selbstkatheterisierung ermöglicht Ihnen die Sicherheit, die Blase jederzeit entleeren zu können.

(Selbst-)Katheterisierung Im akuten Geschehen gilt es, für ein ungestörtes Abfließen des Harns aus der Blase zu sorgen. Dies gelingt meistens mit einem Harnkatheter, entweder einmalig, wiederholt oder in Form eines Dauerkatheters. Wird eine spezifische Ursache gefunden, so muss diese gezielt behandelt werden.

In manchen Fällen müssen Sie auf die sogenannte Selbstkatheterisierung eingeschult werden. Dies geschieht meist durch speziell geschulte Pflegekräfte. Hierbei wird besonders auf hygienische Maßnahmen geachtet, um Harnwegsinfekte zu vermeiden. Auch wenn Sie die Aussicht, einen Katheter zu tragen, zunächst erschrecken mag: Das Erlernen dieser Maßnahme ermöglicht Ihnen eine weitreichende Autonomie, die Sicherheit, die Blase jederzeit entleeren zu können, und sie ist besonders effizient.

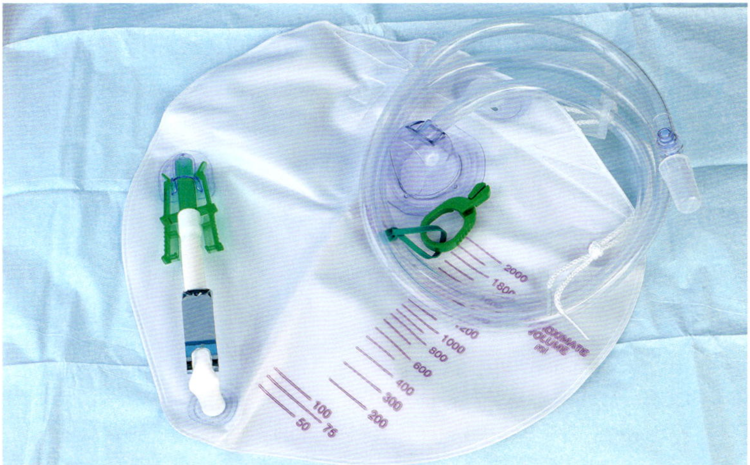

Der Urinkatheter ermöglicht Ihnen mehr Lebensqualität

Physiotherapie Die Beckenboden-Physiotherapie, bei der Sie sowohl den Muskelapparat des Beckenbodens kräftigen als auch Entspannungstechniken erlernen, stellt auf alle Fälle eine gute Option für die meisten Formen der Harnretention dar. Mehr dazu erfahren Sie ab Seite 142.

Elektrische Reizung der Nerven Bei dieser Therapieform wird eine Art „Blasenschrittmacher“ chirurgisch implantiert. Dieser sendet elektrische Signale an die Nervenbahnen der Blase, um auf diese Art die Entleerung besser zu kontrollieren. Die sogenannte sakrale Neuromodulation ist bei allen Formen von neurologischen Störungen, so auch bei einer Unteraktivität des Harnblasenmuskels, eine Option.

Harninkontinenz beim Mann

Männliche Harninkontinenz kommt häufig nach Prostataoperationen vor.

Die Harninkontinenz beim Mann ist ein unterschätztes und häufig nicht thematisiertes Problem. Während Frauen etwas offener über dieses Thema sprechen und sich auch frühzeitig entsprechende Hilfe suchen, ist die Harninkontinenz bei den Männern nicht selten mit einer noch deutlicheren Einschränkung der Lebensqualität verbunden: Depressionen, soziale Isolation und Beziehungsprobleme können zum Problem werden. Besonders belastend ist dabei die post-Prostatektomie-Inkontinenz, also eine Inkontinenz nach Prostataoperation. Die post-Prostatektomie-Inkotinenz ist die häufigste Komplikation nach kompletter Entfernung der Prostata aufgrund von Prostatakrebs. Die ständige Angst vor ungewolltem Harnverlust erinnert die Patienten täglich an die belastende Diagnose „Krebs“ und ihre Folgen.

Es gibt heute viele unterschiedliche, gut wirksame Therapien der männlichen Harninkontinenz, deshalb sollten Sie sich unbedingt frühzeitig Hilfe suchen.

Generell steigt die Häufigkeit der Harninkontinenz vor allem mit zunehmendem Alter und liegt bei den 45- bis 65-Jährigen bei elf Prozent, bei über 60-Jährigen bei 21 Prozent und bei über 80-Jährigen Männern bei 32 Prozent. Ursachen hierfür sind neben altersbedingte Veränderungen der Blase, Prostata und Beckenbodenmuskulatur auch Folgen von den schon erwähnten Operationen der Prostata, seltener anderer Operationen im Beckenbereich.

Formen der Harninkontinenz

Wie bei Frauen (siehe ab Seite 41) muss auch bei Männern zwischen den einzelnen Formen der Harninkontinenz unterschieden werden, da je nach Form ganz unterschiedliche Therapieansätze notwendig sind.

- **Dranginkontinenz:** Harnverlust im Rahmen von Drangsymptomen. Hier führt eine nicht kontrollierbare Kontraktion der Blasenmuskulatur bei normalem Blasenschließmuskel zum Harnverlust. Häufigste Ursachen sind Alterungsprozesse, zunehmende Prostatagröße (Prostatahyperplasie), strukturelle Veränderungen der Blase, Nebenwirkungen von Medikamenten, neurologische Erkrankungen, Übergewicht und seltener auch Tumore in der Harnblase.
- **Belastungsinkontinenz:** Als Belastungsinkontinenz, auch Stressinkontinenz genannt, wird ein unfreiwilliger Harnverlust bezeichnet, der bei erhöhtem Druck im Bauchraum auftritt. (z. B. Husten, Niesen, schnellem Aufstehen oder Laufen). Die Belastungsinkontinenz kommt bei Männern fast immer nur nach Operationen an der Prostata vor, am häufigsten nach radikaler Entfernung der Prostata aufgrund einer Krebserkrankung. Seltener sind Unfälle (z. B. ein Beckenbruch) mit Nervenverletzungen ursächlich.

> Eine Belastungsinkontinenz kommt bei Männern fast immer nur nach Operationen an der Prostata vor.

- **Mischinkontinenz:** eine Kombination aus Drang- und Belastungsinkontinenz.
- **Überlaufinkontinenz:** Dabei kommt es zu einem fortdauernden Abgang kleiner Urinmengen aus der maximal gefüllten Blase. Ursachen sind dabei alle Abflussbehinderungen beim Urinieren (z. B. eine vergrößerte Prostata, ein spastischer Schließmuskel, Blasenhalsenge, Harnröhrenstrikturen) oder auch ein zu schwacher Blasenmuskel: Nach Muskelüberdehnung der Blase oder Nervenverletzungen kann diese oft nicht mehr richtig entleert werden.

Zusätzlich zu den Formen kann man die Inkontinenz in drei Schweregrade einteilen, die auf dem Harnverlust in Abhängigkeit mit der körperlichen Belastung beruhen. Bei Grad I kommt es nur bei längerer körperlicher Anstrengung zum unwillkürlichen Urinverlust. Bei Grad II führen geringere Belastungen wie Aufstehen oder Treppensteigen zum Urinverlust und bei einer Grad III besteht auch im Liegen ein Harnverlust.

Ursachen

Kontinenzmechanismen des Mannes sind grundsätzlich unterschiedlich von denen der Frau. Die genauen zugrunde liegenden Ursachen der männlichen Harninkontinenz und die exakten anatomischen Zusammenhänge sind auch bis heute in keinem einheitlichen Modell erfasst worden.

Allgemein kann man zusammenfassen, dass es einen „inneren“ Schließmuskel am Blasenhals und einen äußeren, unterhalb der Prostata liegenden Schließmuskel gibt, die jeweils unterschiedlich aufgebaut sind und verschiedene Aufgaben übernehmen. Der äußere Schließmuskel, der in erster Linie für die Kontinenz relevant ist, wird in einen glatten und einen quergestreiften Muskel unterteilt. Der glatte Anteil ist für die Ruhekontinenz verantwortlich, bei kurzfristiger Drucksteigerungen (z. B. Husten) sorgt aber der quergestreifte Anteil mit seiner starken Verschlusskraft für einen Harnröhrenverschluss und sichert somit die Belastungskontinenz. Dies ist auch der Muskelanteil, mit dem Patienten ihren Harnstrahl aktiv unterbrechen können.

Harninkontinenz nach Prostataentfernung wird häufig durch eine interoperative Schädigung der Nerven des glattmuskulären Schließmuskelanteils, und nicht durch eine direkte Schädigung der quergestreiften Muskulatur verursacht. Die Kontinenz bei Belastung bleibt oft erhalten und der Harnstrahl kann weiter unterbrochen werden. Bei den Betroffenen kommt es nur bei längerer körperlicher Belastung (z. B. Gartenarbeit oder Sport) zum Harnverlust, und die Inkontinenz nimmt in der zweiten Tageshälfte meistens zu, da es zu einer Ermüdung dieser quergestreiften Schließmuskel-Anteile kommt.

Bei einer Inkontinenz nach einer transurethralen Resektion der Prostata (TUR-P) bei Prostatavergrößerung kommt es im Gegensatz zu der Post-Prostatektomie-Inkontinenz zu einem direkten Schaden des quergestreiften Schließmuskels durch direkt Verletzung – hier können die Pateinten meist gar nicht mehr zurückhalten oder den Strahl unterbrechen.

Diagnose

Eine gezielte Diagnostik und genaue Abklärung sind entscheidend für die Auswahl einer passenden und für den jeweiligen Patienten individuellen Therapie. Vor Therapieentscheidung müssen daher die bei jedem Patienten unterschiedlichen Umstände und Lebenssituationen erfasst werden. Am Anfang steht immer ein ausführliches Gespräch (Anamnese), bei dem mir Patienten ihre Beschwerden mit eigenen Worten beschreiben.

> Eine gute Anamnese ist wichtige Voraussetzung für eine erfolgreiche Behandlung.

Ihre Vorgeschichte ist ebenfalls von Interesse. Gefragt werden Sie immer nach Vorerkrankungen, Operationen und Medikamenteneinnahme, die einen Einfluss auf den Harnverlust haben können.

Das wichtigste bei der diagnostischen Abklärung ist ein gezieltes Erfragen von einzelnen, aber sehr wichtigen Punkten:

- Aktuelle Medikamentenliste
- Drangbeschwerden
- Andere Erkrankungen, z. B. Diabetes mellitus, Herzinsuffizienz
- Neurologische Erkrankungen
- Operationen der Wirbelsäule, Operationen im kleinen Becken
- Im Fall von einer Operation der Prostata (Operationsmethode und Zeitpunkt)
- Radiotherapie (Bestrahlung)
- Vorlagenverbrauch in 24 Stunden

Sie können schon im Vorfeld ein Trink- und Blasentagebuch für zumindest 2 x 24 Stunden führen und zum Erstgespräch mitbringen – mit diesem Blasentagebuch können auf einen Blick verschiedene Probleme wie kleine Blasenkapazität, nächtliches Aufstehen oder ständiger Harndrang erkannt werden.

Für die Basisdiagnostik sind dann in der Regel noch folgende Untersuchungen wichtig: Blasenspiegelung, Harnstrahlmessung, Restharnbestimmung mit Ultraschall und ein 24-Stunden-Einlagentest. Hierbei wird zuerst das Trockengewicht der Einlage und beim Wechsel, das Nassgewicht aufgeschrieben. Die Differenz ergibt den Harnverlust über einen bestimmten Zeitraum.

Behandlung

Bei der Behandlung der männlichen Belastungsinkontinenz muss die Methode immer individuell an Sie und Ihr Problem angepasst werden. Eine Behandlungsmethode für alle gibt es nicht, die Entscheidung müssen Sie immer maßgeschneidert mit Ihrem Arzt besprechen.

Man unterscheidet zwischen konservativen und chirurgischen Therapien.

Die Behandlung umfasst konservative (medikamentöse und nichtmedikamentöse) sowie chirurgische Therapien und richtet sich nach dem zugrunde liegenden Krankheitsbild. Mit den angeführten Methoden wird Ihr behandelnder Arzt zu einer Diagnose kommen und mit Ihnen verschiedene Therapiemöglichkeiten besprechen.

Prinzipiell gibt es die folgenden Möglichkeiten:

- Lifestyle-Veränderungen: Reduktion von Alkohol-, Koffein- sowie Nikotinkonsum. Gegebenenfalls eine Gewichtsreduktion und ausgewogene Ernährung.
- Blasentraining mit Hinauszögern der Miktion, wobei diese Methode vermehrt bei der weiblichen Dranginkontinenz angewendet wird (siehe Seite 45).
- Medikamentöse Therapie: Antimukarinika sind die bekanntesten Medikamente zur Behandlung von Drangbeschwerden. Sie dämpfen die Drangbeschwerden und senken dadurch die Häufigkeit, die Toilette aufsuchen zu müssen.

- Bei Drangsymptomatik aufgrund von Detrusorüberaktivität bei einem Prostataobstruktionssyndrom können verschiedene Medikamente das Fortschreiten des Wachstums verhindern und somit auch den Harnverlust auf lange Sicht verringern. Beim Versagen oder Unverträglichkeit der medikamentösen Therapie können operative Maßnahmen zur Verkleinerung der Prostata wie Enukleation, TUR-P, Laser usw. in Betracht gezogen werden, allerdings können die Drangsymptome in vielen Fällen auch bestehen bleiben.
- Bei therapieresistenten Drangsymptome ohne Besserung unter medikamentöse Therapie kann die Injektion von Botulinumtoxin in den Blasenmuskel in Erwägung gezogen werden.

Insbesondere in der Zeit nach der Prostataoperationen sollte das komplette Repertoire der konservativen Therapiemöglichkeiten zunächst ausgeschöpft werden, bevor Sie ein operatives Verfahren in Erwägung ziehen.

Konservative Therapie

Nichtmedikamentöse Therapie Das Trainieren der Beckenbodenmuskulatur mit Physiotherapeuten ist das häufigste Therapieverfahren bei der Belastungsinkontinenz. Dabei entwickeln Sie ein Bewusstsein für den eigenen Beckenboden. In der postoperativen Rehabilitation hat sich der Einsatz von Biofeedbackmethoden ebenfalls bewährt (siehe Seite 80). Die Therapie sollte zeitnah nach der Prostataoperation begonnen und bis zur maximal erreichbaren Kontinenz fortgesetzt werden.

Andere Therapieformen wie die Elektrostimulation oder Magnetfeldtherapie spielen nur eine untergeordnete Rolle.

Zusätzlich können allgemeine Maßnahmen wie Veränderung des Lebensstiles sich positiv auswirken.

Hilfsmittel Bei ausgeprägter Inkontinenz und auch zur Überbrückung der Zeit bis zu einer eventuellen Operation können Kondomurinale, aber auch Penisklemmen sehr hilfreich sein, allerdings halten Erstere nicht bei allen Männern ausreichend gut, und die Penisklemmen verursachen häufig Schmerzen, weshalb diese Methode zur Harnröhrenkompression meistens nur kurzzeitig angewendet wird.

Medikamente helfen nur bei geringer Belastungsinkontinenz.

Medikamentöse Therapie Die Datenlage zur medikamentösen Therapie der männlichen Belastungsinkontinenz ist ungenügend. Zwar können Beckenbodentraining und die Einnahme von Medikamenten eine Verbesserung der Kontinenz bewirken, aber sie sind leider nur bei geringer Belastungsinkontinenz wirksam.

Die verwendeten Medikamente sind Anticholnergika und ß-3-Adrenozeptor-Agonisten, haben aber durchaus Sinn, wenn bei Ihnen Symptome einer Mischinkontinenz, also Drangsymptome und Belastungsinkontinenz, vorliegen. Zusätzlich zeigten selektive Serotonin-Noradrenalin-Reuptakeinhibitoren (SSNRI) in einigen Studien ein positiver Effekt bei der Behandlung von Belastungsinkontinenz.

Operative Maßnahmen

Sie sollten mit Ihrem Arzt über eine Operation sprechen, wenn die Belastungsinkontinenz trotz konservativer Maßnahmen mindestens sechs bis zwölf Monate nach Ihrer Prostataoperation bestehen bleibt und Sie einen hohen Leidensdruck verspüren. Zur operativen Therapie der männlichen Belastungsinkontinenz stehen heute eine Reihe von Verfahren zur Verfügung. Bei der Auswahl des geeigneten Verfahrens spielt nicht allein das Ausmaß der Inkontinenz, sondern auch die anatomischen und funktionellen Gegebenheiten sowie – z. B. bei älteren Menschen – die geistigen Fähigkeiten des Patienten und seine Geschicklichkeit mit den Händen eine entscheidende Rolle.

Paraurethrale Injektionsbehandlung Hierbei werden verschiedene Substanzen im Schließmuskelbereich injiziert und sollen den Widerstand der Harnröhre erhöhen. Auch wenn die Methode minimalinvasiv ist, hat sie sich aufgrund der Nebenwirkungen und nur mäßigen Ergebnisse nicht durchsetzen können.

Adjustierbare Silikonballons Hierbei bewirken zwei nachfüllbare Silikonballons eine Kompression der Harnröhre. Die mit Kontrastmittel gefüllten Ballons können Sie über entsprechende punktierbare Porte im Hodensack jederzeit nachfüllen, um die Harnröhre mehr zusammenzudrücken.

Männliche Schlingensysteme Basierend auf den guten Ergebnissen bei der weiblichen Belastungsinkontinenz werden auch bei Männern Polypropylenbänder und Silikonschlingen mit sehr gutem Erfolg eingesetzt. Es wird heute zwischen den fixierten und adjustierbaren, also verstellbaren Schlingensysteme unterschieden. Männliche Schlingen sind gut bei milder bis moderater Harninkontinenz einsetzbar und Sie müssen keinen Mechanismus bedienen können, um die Blase zu entleeren.

Künstliche Harnröhrenschließmuskel (hydraulischer Sphinkter) Künstliche hydraulische Schließmuskel sind die Standardtherapie für Männer mit Belastungsinkontinenz Grad II bis III. Gemeinsam haben alle Modelle eine Manschette für den Verschluss der Harnröhre sowie eine Pumpe, die im Hodensack platziert wird. Um die Blase zu entleeren, muss die Pumpe im Hodensack durch Drücken mit Daumen und Zeigefinger betätigt werden, so kommt es zu einer Entleerung der Manschette und die Harnröhre wird „freigegeben“. Für die erfolgreiche Bedienung des Systems müssen Sie geistig fit und geschickt sein – ganz gleich, wie alt Sie sind.

> Bei der Auswahl des geeigneten Verfahrens spielt neben dem Ausmaß der Inkontinenz die geistige Fähigkeit und Geschicklichkeit des Patienten eine wichtige Rolle.

Stuhlverlust

Unfreiwilliger Stuhlverlust geht mit vielen Beschwerden einher. Der Leidensdruck der Betroffenen ist groß, ihre Lebensqualität ist deutlich verringert. In vielen Fällen führt die Stuhlinkontinenz schrittweise zu sozialem Rückzug, denn sie gilt als Tabuthema. Die meisten Menschen reden nicht gerne darüber, weder mit Familienangehörigen noch mit dem Arzt oder der Ärztin ihres Vertrauens.

Ich höre auch immer wieder von Betroffenen, dass sie der Meinung waren, für ein solches Problem gebe es keine Behandlungsmöglichkeiten. Leider besteht diese Vorstellung auch bei manchen Medizinern immer noch. Patientinnen und Patienten werden oft mit der Aussage „Damit müssen Sie leben lernen" abgespeist. Verwunderlich ist das nicht, denn im Medizinstudium findet das Thema Stuhlverlust kaum Erwähnung.

Die Behandlung von Menschen mit Stuhlverlust nimmt viel Zeit in Anspruch.

Die Behandlung von Menschen mit Stuhlverlust nimmt verglichen mit vielen anderen Krankheiten viel mehr Zeit in Anspruch. Das betrifft sowohl das gemeinsame Gespräch, das besonders ausführlich sein sollte, als auch die weitere Abklärung und die schrittweise Therapie. Das Thema braucht einfach mehr Geduld. Dabei spielen eine offene Kommunikation und wechselseitiges Vertrauen in der Arzt-Patienten-Beziehung eine ungemein wichtige Rolle.

Ursachen

Der menschliche Körper funktioniert, weil viele Organe exakt zusammenspielen, geleitet und kontrolliert durch ein Geflecht von Nerven. Der eigentliche Schaltraum ist das zentrale Nervensystem, sprich Gehirn und Rückenmark. Hier werden Signale empfangen und weitergegeben, manches passiert bewusst, das meiste allerdings unbewusst. Ein Beispiel für eine bewusste Aktion ist das Anspannen des äußeren Schließmuskels: Man spürt den

Stuhldrang, unterdrückt ihn jedoch selbstständig mithilfe der Muskelanspannung. Dadurch wird die Entleerung bis zum passenden Zeitpunkt hinausgezögert.

Geht die Kontrolle über den Stuhl verloren, stellt man sich eine wesentliche Frage: Wie konnte es dazu kommen? In den meisten Fällen lässt sich diese Frage nicht eindeutig beantworten und ist komplex. Eine gründliche Erhebung der Patientengeschichte und eine Abklärung durch verschiedene bildgebende Verfahren sind unerlässlich, um den Ursachen auf die Spur zu kommen.

Zwar spielen die Schließmuskeln bei der Erhaltung der Stuhlkontinenz eine wesentliche Rolle. Sie sind aber nicht allein dafür verantwortlich. Weitere wichtige Spieler im Ensemble der Kontinenzsicherer sind die Beckenbodenmuskulatur, der Enddarm, der Analkanal, die lokale Nervenversorgung im Becken und das zentrale Nervensystem. Sie alle tragen ihren Teil dazu bei, Kontrolle über die Beckenbodenfunktionen zu haben.

Störung der Wahrnehmung

Um diese Kontrolle zu behalten, ist die Wahrnehmung des Stuhldrangs von großer Bedeutung. Was dahintersteckt: Bei jeder Darmbewegung wird der Inhalt schrittweise weitertransportiert. Irgendwann trifft der Darminhalt im Enddarm und im Analkanal ein. Sobald der Enddarm ausreichend mit Stuhl gefüllt ist, dehnt er sich aus, und diese Dehnung wird als Stuhldrang wahrgenommen. Im Idealfall kann dieses Signal ganz bewusst unterdrückt werden, bis zu dem Zeitpunkt, der passend für die Entleerung erscheint.

Auch die Nerven, die den Enddarm und den Analkanal versorgen, haben einen wesentlichen Anteil an der Wahrnehmung.

Im Analkanal, dem letzten Abschnitt bis zum After, kann man alle Stuhlqualitäten gut wahrnehmen und darauf reagieren. Geht diese wertvolle Eigenschaft verloren, spürt man auch keine Veränderungen. Die Schleimhaut in diesem Bereich kann irritiert sein durch Tumore, Narben oder Entzündungen, was unkontrollierten Stuhlverlust zur Folge haben kann.

Aber auch die Nerven, die den Enddarm und den Analkanal versorgen, haben einen wesentlichen Anteil an der Wahrnehmung. Ist die Signalübertragung der Nerven gestört, z. B. durch

Aufbau des Analkanals

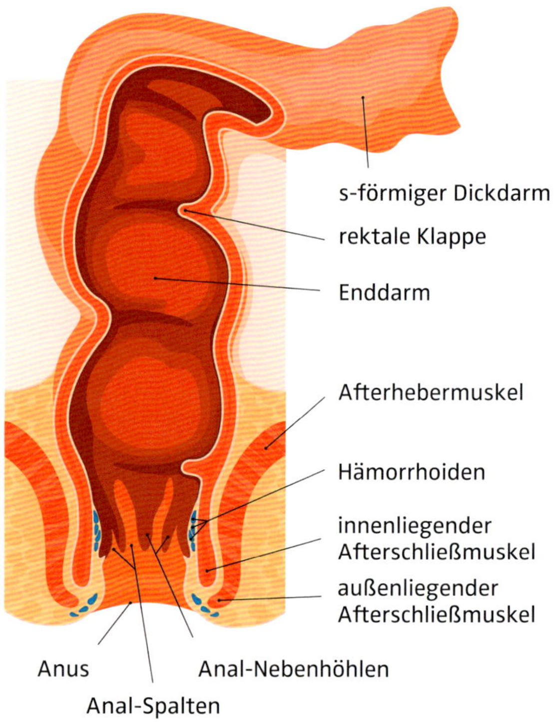

bestimmte Nervenerkrankungen wie Multiple Sklerose, verliert man die Kontrolle über den Stuhl. Die Nerven können auch durch andere Ursachen verletzt oder irritiert werden, so kann beispielsweise eine Krebsoperation im Enddarm zu einer schweren Verletzung der Beckennerven führen. So eine Verletzung betrifft dann oftmals nicht nur die Stuhlkontrolle. Harnverlust, Harnentleerungsprobleme und sexuelle Störungen können ebenso auftreten und die Lebensqualität stark beeinträchtigen.

Defekte im Schließmuskel

Wie Sie wissen, spielt der Schließmuskel eine enorm wichtige Rolle beim Thema Stuhlverlust. Wenn er seine Aufgabe nicht erledigen kann, ist die Folge oft dramatisch. Doch wie kann es überhaupt zu einer Verletzung des Schließmuskels kommen?

Eine häufige Ursache für Stuhlverlust ist eine schwere Geburt.

Eine häufige Ursache ist eine schwere Geburt. Dazu gibt es eine viel zitierte wissenschaftliche Studie aus England, in der un-

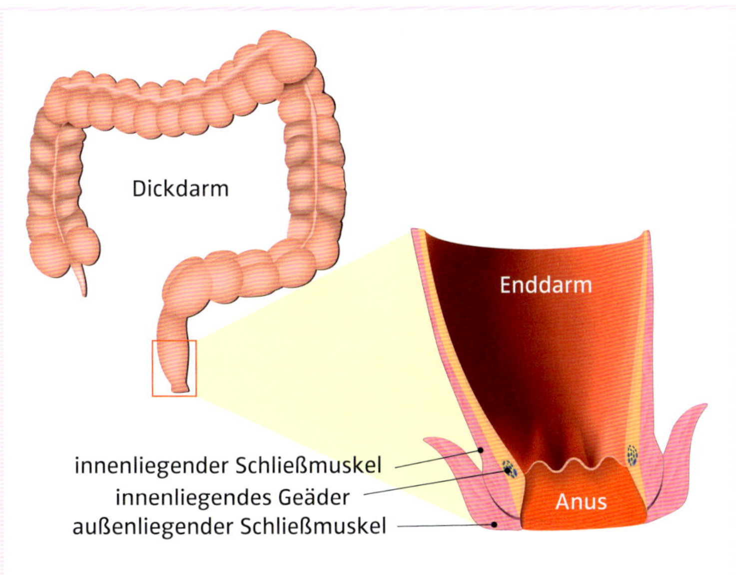

Aufbau des Schließmuskels

tersucht wurde, wie häufig Schließmuskeldefekte nach einer Geburt auftreten. Das ging relativ leicht, indem bei Frauen nach der Geburt ihres Kindes der Schließmuskel mittels Ultraschall untersucht wurde. Mögliche Verletzungen und Einrisse, die durch die Geburt entstanden sind, wurden so entdeckt. Interessanterweise fanden sich bei 35 Prozent aller Frauen nach der Geburt sichtbare Defekte. Von diesem Drittel gab allerdings wiederum nur ein Drittel der betroffenen Frauen an, Probleme mit der Stuhlkontrolle zu haben. Was wir aus diesen Ergebnissen ableiten können: Ein gesunder Beckenboden in jungen Jahren kann Schließmuskeleinrisse offenbar gut ausgleichen. Mit steigendem Alter aber können die Beschwerden schleichend zunehmen.

Die beachtlichen Prozentzahlen von Schließmuskelverletzungen nach einer Geburt lösen bei jungen Frauen oft ein Unbehagen und ein Sorgegefühl aus. Wenn das der Fall ist, sollte ich mich dann für einen Kaiserschnitt entscheiden? Ist das Risiko für einen späteren Stuhlverlust damit geringer? Das ist wissenschaftlich nicht eindeutig geklärt, daher gibt es keine klare Empfehlung für eine bestimme Geburtsform, um dem Risiko einer Stuhlinkontinenz vorzubeugen. Allerdings begünstigen bestimmte Faktoren einen späteren Kontrollverlust. Dazu gehören ein hochgradiger Dammriss im Zuge der Geburt, ein Geburtsgewicht des Kindes von über 4000 Gramm oder eine Zangengeburt.

Neben der Geburt gibt es aber noch andere Ursachen für einen Stuhlverlust. Dazu gehören z. B. Operationen wegen Hämorrhoiden oder Fisteln bzw. Eiterherde im Afterbereich. Natürlich trifft das Problem nur sehr wenige Patientinnen und Patienten nach einem derartigen Eingriff. Dennoch ist es wichtig, dass alle Menschen, die vor einem entsprechenden Eingriff stehen, ausführlich über die Operation und die möglichen Folgewirkungen aufgeklärt werden.

Neben einer direkten Verletzung kann die Schließmuskelfunktion auch durch eine Störung der Nerven beeinträchtigt sein

– also auch dann, wenn die Muskulatur völlig intakt ist. Wenn keine Signale übertragen werden, erhält der Muskel keine Befehle und kann nicht funktionieren.

Problemzone Enddarm

Der Enddarm, auch Rektum genannt, hat unter anderem eine Rolle in der Erhaltung der Stuhlkontrolle. Er sendet Signale aus, wenn er stuhlgefüllt ist, und löst damit einen Stuhldrang aus. Fehlt der Darmabschnitt nach einer Operation oder ist die Schleimhaut im Enddarm durch eine schwere Endzündung verändert, ist seine Funktion stark beeinträchtigt.

Ein anderes Problem ist der Darmvorfall, fachsprachlich Rektumprolaps. Beim Pressen und manchmal auch in Ruhe stülpt sich der Darm durch den After von innen nach außen. Das dehnt den Analkanal und zugleich die Schließmuskeln. Der Vorfall führt auch zu einer Irritation der Schleimhaut. Die Folge kann ein Verlust der Stuhlkontrolle sein. Andere Beschwerden, die mit einem Prolaps einhergehen, sind Blutungen, Schmerzen oder auch Verstopfung.

Sie wissen bereits, dass bei manchen Operationen wichtige Nerven für die Beckenbodenfunktion verletzt werden können. Bei Enddarmkrebsoperationen kann es aber auch dann zu Funktionsproblemen kommen, wenn bestimme Nerven geschont werden. Ein leider häufiges Beschwerdebild nennt sich LARS (Low Anterior Resection Syndrome), das eine Reihe von Problemen versammelt: Stuhlschmieren bis Stuhlverlust, erhöhter Stuhldrang, hohe Stuhlfrequenz und Stuhlfragmentation. Letzteres bedeutet, dass die betroffenen Menschen wiederholt die Toilette aufsuchen müssen, weil ständig nur kleine Stuhlportionen abgesetzt werden können.

LARS als Folge einer Enddarmkrebsoperation kann bis zu 40 Prozent der Patientinnen und Patienten betreffen. Manche Menschen haben ein erhöhtes Risiko, daran zu erkranken. Dazu gehören auch jüngere Erkrankte und solche, die vor der Operation bestrahlt werden mussten. Die Lebensqualität ist bei vielen Betroffenen dadurch sehr eingeschränkt. Am Anfang überwiegt noch die Freude über den gelungenen Eingriff, der Tumor ist endlich erfolgreich entfernt worden. Mit der Zeit treten aber die täglichen funktionellen Probleme in den Vordergrund, die oftmals eine massive Belastung darstellen.

Der Grund für dieses Syndrom ist nach derzeitigem Stand der Wissenschaft noch nicht eindeutig geklärt. Da nicht alle Personen davon betroffen sind, ist die Ursachenforschung umso schwieriger. Die veränderte Wahrnehmung durch den Wegfall des Enddarms spielt sicherlich eine wichtige Rolle. Wissenschaftler haben auch herausgefunden, dass es zu einer gesteigerten Darmbewegung nach einer Enddarmoperation kommen kann.

Behandlungsmöglichkeiten

Das Problem erkennen

In einem ersten Schritt muss die Erkrankung erkannt und bewusst als solche wahrgenommen werden. Wenn Sie sich bewusst werden, dass es sich hier um ein medizinisches Problem handelt, werden Sie auch weitere Maßnahmen ergreifen. Im besten Fall suchen Sie die Ärztin oder den Arzt Ihres Vertrauens auf und berichten Ihre Beschwerden.

Der Gang zum Arzt ist eigentlich der kleinste und von außen betrachtet der einfachste, in der Realität aber häufig der schwierigste Schritt.

Dieser erste Schritt ist eigentlich der kleinste und von außen betrachtet der einfachste, in der Realität aber häufig der schwierigste. Aber er lohnt sich: Trauen Sie sich, über Ihre Beschwerden zu sprechen, denn nur so können Sie Hilfe erwarten und Ihre Beschwerden gebessert werden. Was Stuhlinkontinenz betrifft, kann der erste Schritt, ärztliche Hilfe aufzusuchen, leider Jahre dauern und mit viel Leid und Zurückgezogenheit verbunden sein.

Vor einiger Zeit konnte ich eine neue Operationsmethode zur Behandlung der Stuhlinkontinenz im öffentlichen Fernsehen detailliert vorstellen. Eine sehr mutige Patientin, die ich schon seit vielen Jahren betreue, erzählte in diesem Beitrag offen über ihr Leiden, berichtete, wie die Erkrankung erstmals auftrat und wie das Problem zunehmend ihr Leben dominierte. Sie erzählte, wie schwierig es war, damit tagtäglich zu arbeiten und wie unverschämt Kolleginnen und Kollegen reagierten. Mit ihrer Offenheit jedoch machte sie den Menschen vor dem Fernseher Mut, nicht zu verzagen und Hilfe zu suchen.

Nach dem Beitrag kamen viele Patientinnen und Patienten aus ganz Österreich zu mir. Viele litten bereits seit mehreren Jahren an Stuhlverlust und konnten es teils gar nicht glauben, dass es tatsächlich eine Therapie für diese Erkrankung gibt. Manche weinten sogar vor Freude und Erleichterung – der erste Schritt hatte sich für sie ausgezahlt.

Anamnese

In einem zweiten Schritt wird der unkontrollierte Stuhlverlust abgeklärt und die Ursache für das Problem erforscht. Die Abklärung beginnt mit einem ausführlichen Gespräch. Sie beantworten Fragen über Ihre bisherigen Erkrankungen und Operationen; wenn Sie Kinder haben, geben Sie Auskunft über die Umstände: War die Geburt problemlos? Gab es einen Dammriss? Alle Beschwerden, die mit dem Stuhlverlust verbunden sind, werden im Detail erfragt.

Manchmal ist es selbst in einem ausführlichen Gespräch nicht möglich, das tatsächliche Ausmaß aller Beschwerden zu erfassen. Es empfiehlt sich daher ein Stuhltagebuch. Hier können Sie über eine Woche lang alle Ereignisse festhalten: Wann habe ich Stuhl verloren und wie war die Stuhlbeschaffenheit? Die Konsistenz des Stuhls ist durchaus wichtig und gibt weitere Hinweise auf die zugrunde liegende Erkrankung.

Stuhltagebuch						Kalenderwoche	
Tag	Montag	Dienstag	Mittwoch	Donnerstag	Freitag	Samstag	Sonntag
Datum							
Stuhl	☐ ja ☐ nein	☐ ja ☐ nein	☐ ja ☐ nein	☐ ja ☐ nein	☐ ja ☐ nein	☐ ja ☐ nein	☐ ja ☐ nein
Konsistenz	☐ hart ☐ normal ☐ flüssig	☐ hart ☐ normal ☐ flüssig	☐ hart ☐ normal ☐ flüssig	☐ hart ☐ normal ☐ flüssig	☐ hart ☐ normal ☐ flüssig	☐ hart ☐ normal ☐ flüssig	☐ hart ☐ normal ☐ flüssig
Beschwer-den	☺ 😐 ☹	☺ 😐 ☹	☺ 😐 ☹	☺ 😐 ☹	☺ 😐 ☹	☺ 😐 ☹	☺ 😐 ☹
Bewegung	☐ moderat ☐ intensiv	☐ moderat ☐ intensiv	☐ moderat ☐ intensiv	☐ moderat ☐ intensiv	☐ moderat ☐ intensiv	☐ moderat ☐ intensiv	☐ moderat ☐ intensiv
Flüssig-keitsauf-nahme (Liter)							
Notizen							

In einem Stuhltagebuch können Sie in aller Ruhe alle Informationen bezüglich Ihres Stuhls festhalten.

Die Bristol-Stuhlformen-Skala kann hier gut eingesetzt werden und hilft, die passende Auswahl zu treffen. Sie wurde 1997 an der Universität Bristol als diagnostisches Hilfsmittel entwickelt, um die Form und Konsistenz menschlichen Stuhls adäquat zu beschreiben. Anhand dieser Skala kann man auf die Dauer der Darmpassage schließen und Rückschlüsse auf mögliche Erkrankungen ziehen.
In der Bristol-Skala werden sieben Stuhltypen beschrieben:

- Typ 1: einzelne, feste Kügelchen, schwer auszuscheiden
- Typ 2: wurstartig, klumpig
- Typ 3: wurstartig mit rissiger Oberfläche
- Typ 4: wurstartig mit glatter Oberfläche
- Typ 5: einzelne weiche, glattrandige Klümpchen, leicht auszuscheiden
- Typ 6: einzelne weiche Klümpchen mit unregelmäßigem Rand
- Typ 7: flüssig, ohne feste Bestandteile

Eine weitere Möglichkeit, Häufigkeit und Art der Beschwerden zu erfassen, ist die Verwendung von Fragebögen. Oft helfen sie, einen guten Eindruck darüber zu gewinnen, wie stark die Stuhlinkontinenz tatsächlich ausgeprägt ist. Die meisten dieser Messinstrumente vergeben Punkte. Je mehr Punkte man beim Ausfüllen erzielt, umso stärker ist in der Regel der Schweregrad. Mithilfe solcher Fragebögen kann man auch einen Behandlungserfolg festhalten. Das funktioniert so: Sie füllen die Fragen vor und z. B. drei Monate nach einer bestimmten Therapie aus. Anhand der Änderung der Punkteanzahl kann die Wirkung der Behandlung möglichst objektiv gemessen werden.

Klinische Untersuchung

Wichtig ist in weiterer Folge vor allem die klinische Untersuchung, also das Abtasten des Afters durch die Ärztin oder den

Die Funktion des Schließmuskels lässt sich durch die Fingeruntersuchung gut einschätzen.

Arzt. Allein dadurch können bereits Ursachen wie Narben, Fistelgänge oder ein Darmvorfall erkannt werden. Die Funktion des Schließmuskels lässt sich durch die Fingeruntersuchung ebenfalls gut einschätzen.

Je nach Bedarf und Beschwerdebild kann selbstverständlich die Abklärung weiter vertieft werden. Mithilfe einer Manometrie (Druckmessung) kann der Schließmuskeldruck sowohl in Ruhe als auch beim Kneifen erfasst werden. Patientinnen und Patienten mit einer Stuhlinkontinenz weisen sehr häufig einen niedrigen Druck auf.

Ultraschall

Durch eine Ultraschalluntersuchung stellt man Defekte im Schließmuskel fest, die z. B. nach einer Geburt oder im Zusammenhang mit einer Operation entstanden sind.

Darmspiegelung

Es gibt weitere Untersuchungen, um bestimme Krankheitsbilder auszuschließen. Dazu gehört der Nachweis eines inneren Darmvorfalls (Intussuszeption) oder die Ausbildung einer Tasche im Enddarm (Rektozele). Beide Veränderungen werden im Kapitel über Entleerungsstörungen (siehe ab Seite 107) genauer beschrieben. Eine Abklärung sollte auf jeden Fall eine Darmspiegelung beinhalten. Dabei wird mithilfe einer Kamera der gesamte Dickdarm eingesehen und beurteilt. So kann man Entzündungen der Schleimhaut erkennen und vor allem mögliche Tumore ausschließen.

Gibt es neben dem Stuhlverlust noch andere Alarmsymptome, die auf bösartige Tumore hinweisen, ist die Darmspiegelung umso dringlicher durchzuführen. Zu den Alarmsymptomen gehören Veränderung des Stuhlverhalts, Blutungen aus dem After oder ungewollter Gewichtsverlust.

Andere Tests wie etwa die Elektromyografie können die Nervenfunktion messen und zeigen, wie gut der Schießmuskel auf einen Nervenreiz antwortet, werden in der Praxis aber eher selten vorgenommen.

Der dritte Schritt führt zur ersehnten Behandlung des Problems. Die Therapie richtet sich selbstverständlich nach der Ursache und erfolgt stufenweise. In diesem Zusammenhang sei darauf hingewiesen, dass es auch eindeutige Ursachen für eine Stuhlinkontinenz gibt, die primär mit einer Operation behandelt werden sollten. Ein Darmvorfall zählt beispielsweise dazu, auch ein Tumor kann mit einem Stuhlverlust verbunden sein und gehört zuerst operiert. Übrigens: Stuhlinkontinenz ist eine Erkrankung, die in jedem Alter auftreten kann, selbst bei Kindern. Auch wenn sich manche Therapieansätze überschneiden, geht es in diesem Buch ausschließlich um die Behandlung von Erwachsenen.

Allgemeine Behandlungsmaßnahmen

Ernährungsumstellung Die ersten Maßnahmen sind einfach: Man versucht mit Ernährungsumstellung oder speziellen Tabletten die Beschaffenheit des Stuhls zu verändern. Klagen Sie z. B. über Stuhlverlust bei flüssiger Konsistenz, geben aber an, festen Stuhl gut kontrollieren zu können, wäre eine sinnvolle Maßnahme, den Stuhl einzudicken. Mit dieser leichten Therapie kann tatsächlich viel erreicht werden. Ich sehe viele Menschen in meiner Ambulanz, die seit vielen Jahren über flüssigen Stuhl klagen, zu dem irgendwann noch der Kontrollverlust hinzukam. Wird bei diesen Menschen eine Veränderung der Stuhlbeschaffenheit erreicht, ist die Stuhlinkontinenz ebenso erfolgreich behandelt.

Die Art der Ernährung kann also verantwortlich für eine Stuhlinkontinenz sein. Auch Nahrungsmittelunverträglichkeiten können eine Rolle spielen. Gewisse Nahrungsmittel lassen sich gut austesten, um Klarheit zu erhalten. Ich empfehle auch, über eine bestimme Zeit Tagebuch zu führen und darin alle Speisen und die damit verbunden Beschwerden aufzuschreiben.

> Die Art der Ernährung kann verantwortlich für eine Stuhlinkontinenz sein.

Eine bewusste Ernährungsumstellung kann die Stuhlkonsistenz positiv beeinflussen. Ballaststoffe führen zu einer Zunahme des Darminhaltsvolumens und in weiterer Folge zu einem geformten Stuhl. Ballaststoffe sind in Obst (z. B. Äpfel, Birnen, Zitrusfrüchte), in Gemüse (z. B. Kartoffeln, Erbsen, Brokkoli, Karotten) oder in Vollkornprodukten enthalten. Mehr zu einer geeigneten Ernährung erfahren Sie ab Seite 115.

Beckenbodentraining und Biofeedback Eine andere einfache, aber durchaus sinnvolle Maßnahme ist das Beckenbodentraining und die Biofeedbacktherapie. Das Beckenbodentraining stärkt die Beckenbodenmuskulatur, was nicht nur bei unkontrolliertem Stuhlverlust, sondern auch bei Harnverlust hilft. Diese Übungen können Sie bequem zu Hause durchführen. Mehr dazu lesen Sie ab Seite 142.

Die Biofeedbacktherapie ist ein bisschen komplizierter. Über Elektroden, die um den After platziert werden, können die Muskelbewegung auf einem Bildschirm sichtbar gemacht werden. Sie erkennen damit klar, wann Sie welche Muskeln bewegen. Das ermöglicht ein gezielteres und effektiveres Training dieser Regionen. Wichtig bei den Übungen ist, dass Sie regelmäßig über einen längeren Zeitraum durchgeführt werden. Ähnlich wie im Sport kann nur ein konstantes Training einen Erfolg bringen.

Biofeedback ermöglicht ein gezielteres und effektiveres Training des Beckenbodens.

Darmspülung Eine Darmspülung können Sie zu Hause auf der Toilette durchführen. Dabei wird ein Schlauch in den After eingeführt und der Darm mit ein bis zwei Litern Wasser gespült. Das Verfahren ist zeitaufwendig und für viele Betroffene unangenehm und schwierig in der Anwendung. Manche Patientinnen und Patienten können allerdings gut damit umgehen und haben auch längerfristig einen funktionellen Erfolg. Andere brechen die Therapie wiederum vorzeitig ab, zum Teil aus technischen Schwierigkeiten, zum Teil, weil der Erfolg ausbleibt.

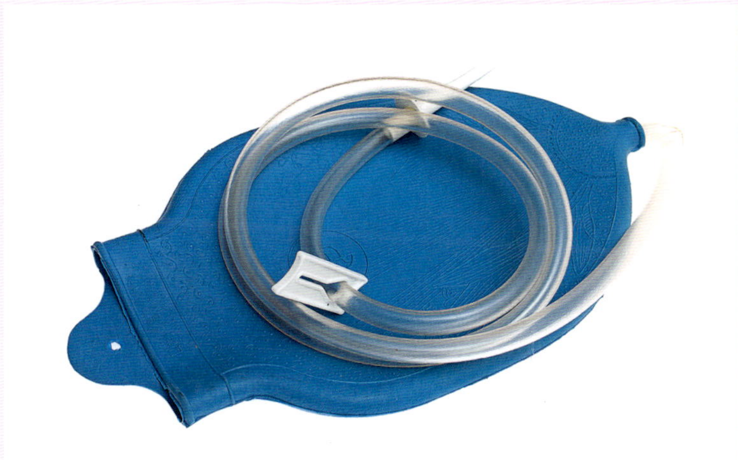

Einen Einlauf können Sie zu Hause auf der Toilette durchführen.

Das Ziel eines solchen Einlaufs ist, den Darm so zu entleeren, dass über einen längeren Zeitraum kein Stuhlverlust passiert. Das erfordert Zeit und vor allem auch eine gewisse Mobilität. Wenn Sie körperlich beeinträchtigt sind, ist das Einführen und das Bedienen des Systems schwierig oder kaum möglich. Erfahrungsgemäß beendet die Hälfte der Betroffenen, die mit der Darmspülung beginnt, nach einiger Zeit die Therapie wieder. Das hat unterschiedlichste Gründe: Für manche ist der Aufwand zu groß, bei manchen ist der Erfolg nicht ausreichend. Bei Menschen mit einer Stuhlinkontinenz aufgrund von neurologischen Problemen scheint die Darmspülung am besten zu funktionieren.

Vielen Menschen kann durch diese „konservativen" Maßnahmen schon gut geholfen werden. Bei anderen Betroffenen reichen die Therapien wiederum nicht aus. Dann muss man nochmals einen Schritt weitergehen.

Elektrische Reizung der Nerven

Eine häufige und seit vielen Jahren praktizierte Behandlung ist die elektrische Reizung der Nerven im Becken durch die perkutane tibiale Neuromodulation. Das klingt komplex, ist es in der Praxis aber nicht. Die Nerven im Becken können auf unterschiedliche Arten stimuliert werden: Eine einfache Methode ist etwa ihre Aktivierung über Klebe- und Nadelelektroden, die an die Innenfläche des Fußknöchels geklebt oder eben eingeführt werden. Hier wird der Tibialisnerv auf der Wade gereizt, der wiederum das Signal an die Beckennerven weiterleitet. Wird diese Behandlung einmal pro Woche über drei Monate durchgeführt, können sich die Beschwerden verringern. Eine komplette Heilung ist möglich, allerdings eher selten.

Eine andere, noch effektivere Möglichkeit, die Nerven elektrisch zu stimulieren, gelingt mit einem Darmschrittmacher, die Methode nennt sich sakrale Neuromodulation. Der Schrittmacher funktioniert ähnlich wie die technischen Hilfsmittel beim Herzen. Über einen kleinen chirurgischen Eingriff wird eine Elek-

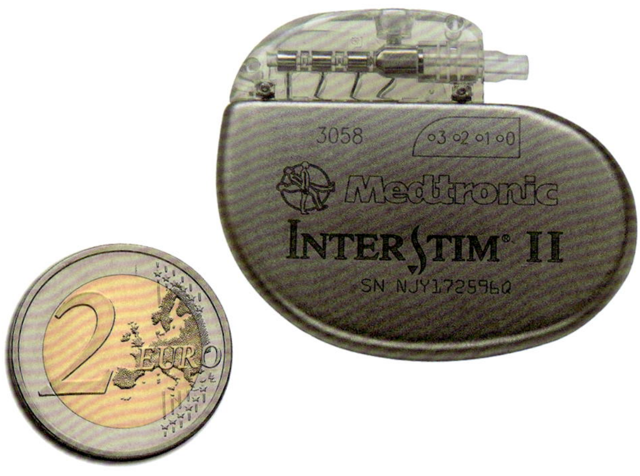

Der implantierbare Neuromodulator ähnelt den lange bekannten Herzschrittmachern.

trode durch das Kreuzbein zu den Beckennerven gelegt. Die Elektrode wird im Anschluss mit dem Schrittmacher verbunden. Dieser wird wiederum im Gesäßbereich implantiert. Vorher erfolgt allerdings eine Testphase: Bevor der Schrittmacher endgültig eingebaut wird, testet man den Erfolg der Behandlung über eine bis drei Wochen. Ist sie erfolgreich, erfolgt der Einbau des Schrittmachers.

Die Erfolgsrate liegt bei ungefähr 60 bis 80 Prozent. Die Beschwerden gehen mit dieser Behandlung deutlich zurück, in vielen Fällen ist sogar eine komplette Heilung möglich. Da diese Methode seit vielen Jahren angewendet wird, gibt es bereits Langzeitbeobachtungen. Erfreulicherweise konnte gezeigt werden, dass der Erfolg auch nach mehreren Jahren anhält. Mittlerweile gibt es schon Schrittmacher, die MRT-tauglich und sogar wiederaufladbar sind, ähnlich einem Handy.

> Die Erfolgsrate der sakralen Neuromodulation liegt bei ungefähr 60 bis 80 Prozent.

Wie die Neuromodulation im Einzelnen funktioniert, darüber gibt es viele Theorien, ein klarer Beweis über den exakten Mechanismus fehlt aber noch. Es gibt jedoch deutliche Tendenzen, die in wissenschaftlichen Untersuchungen beobachtet wurden. Zum Beispiel zeigen Studien, dass sich bei einigen Betroffenen der Druck der Schließmuskeln verbessert und die Wahrnehmung des Stuhls wieder zunimmt.

Die Neuromodulation kann für fast alle Menschen mit Stuhlverlust angewendet werden. Selbst Menschen, die einen Einriss des Schließmuskels aufweisen, scheinen von der sakralen Neuromodulation zu profitieren.

Operative Maßnahmen

SphinKeeper™ Es gibt noch andere Behandlungsmöglichkeiten, deren endgültiger Erfolg und Einsatz zum Teil noch nicht abschließend beurteilt werden kann. Eine dieser neuen Methode nennt sich SphinKeeper™. Bei dieser Technik werden kleine Prothesen um den Analkanal gelegt. Im Idealfall werden die Prothesen mithilfe eines Ultraschallgerätes genau zwischen dem inneren und äußeren Schließmuskel platziert.

Die Prothesen selbst sind zu Beginn wenige Millimeter dünn, ähnlich einer Bleistiftmine. Sobald sie mit Gewebswasser in Verbindung kommen, nimmt ihre Größe um ein Vielfaches zu. Die Folge ist eine verbesserte Kontrolle durch den Druck auf den Analkanal. Der Anus schließt wieder und dichtet so verstärkt ab. Erste Untersuchungen zeigen, dass bei den meisten Patientinnen und Patienten, die von Anfang an gut darauf ansprechen, kein wesentlicher Wirkungsverlust nach einem Jahr auftritt.

„Bulking Agents" Eine weitere Therapie stellen die sogenannten „Bulking Agents" dar. Das Prinzip ist vergleichbar mit dem des SphinKeeper™. Bestimmte Substanzen werden um den After gespritzt, um Druck auf den Analkanal auszuüben. Der Unterschied ist, dass die Prothesen in dem Fall wesentlich zähflüssiger sind, da sie z. B. aus Silikon bestehen. Die Wirkung ist anfänglich zwar vielversprechend, sie nimmt im Laufe der Zeit aber stetig ab. Ein Grund dafür ist, dass sich die zähflüssigen Fremdkörper irgendwann auflösen oder an einen anderen Ort im Becken wandern.

Schließmuskelnaht Eine seit vielen Jahren durchgeführte Operationstechnik ist die Schließmuskelnaht. Wie wir bereits gehört haben, kann der Schließmuskel auf unterschiedliche Arten verletzt werden, bei der Geburt eines Kindes, im Rahmen einer Operation oder infolge eines Unfalls. Was in dem Zusammenhang wichtig ist, ist der Zeitpunkt des Auftretens des Einrisses. Erleben Sie z. B. eine schwere Geburt und es kommt dabei zu einem höhergradigen Dammriss, ist es wichtig, den Einriss gleich zu erkennen und im besten Fall sofort oder in den nächsten Tagen zu behandeln. In vielen Fällen wird der Einriss allerdings nicht sofort erkannt. Im höheren Alter können diese Einrisse aber auf einmal Schwierigkeiten bereiten. Beispielsweise muss plötzlich die Toilette relativ rasch aufgesucht werden, wenn der Stuhldrang einsetzt.

Zeigt sich nun in der Abklärung ein Schließmuskeleinriss, ist die Entscheidung, ob der Einriss genäht werden soll, nicht mehr ganz so klar. Oft wird stattdessen zu Beginn eine konservative Therapie empfohlen oder später, falls notwendig, eine Neuromodulation. Die Daten scheinen das zu bestätigen. Die Ergebnisse der Schließmuskelnaht sind zwar anfänglich gut, mit der Zeit verliert sie jedoch ihre Wirkung, und Betroffene entwickeln wieder vermehrt Beschwerden.

> Die Ergebnisse der Schließmuskelnaht sind zwar anfänglich gut, mit der Zeit verliert sie jedoch ihre Wirkung.

Für sehr hartnäckige Fälle stehen noch andere Eingriffe zur Verfügung, um die Kontrolle über den Stuhl wiederzuerlangen. Diese Techniken sind meistens sehr aufwendig und werden nur von wenigen Krankenhäusern angeboten. Dazu gehört z. B. ein Muskellappen aus dem Oberschenkel, der als künstlicher Schließmuskel um den Analkanal gelegt wird. Eine andere Methode ist der Einbau einer Kunststoffmanschette um den After. Die Manschette ist mit einer Ballonpumpe verbunden, die in der äußeren Schamlippe, im Hodensack oder im Unterbauch eingepflanzt wird. Mithilfe der Pumpe kann die Manschette selbstständig geöffnet und geschlossen werden, also je nach Bedarf und Bedürfnis. Die beiden letzten Verfahren werden aber nur selten durchgeführt, da sie auch mit einer höheren Rate an Komplikationen verbunden sind.

Der künstliche Darmausgang Die vielen unterschiedlichen beschriebenen Methoden sind sinnvoll und hilfreich, den Stuhlverlust zu lindern und erträglich zu machen. Die Lebensqualität wird dadurch wesentlich erhöht, der Wiedereinstieg ins soziale Leben kann beginnen. Bei einigen Menschen kann die Stuhlkontrolle auch vollständig wieder zurückgewonnen werden.

Es gibt allerdings eine kleine Gruppe an Menschen, wo de facto keine Behandlung anschlägt. Trotz maximaler Anstrengung von ärztlicher und Patientenseite bleiben die Stuhlinkontinenzprobleme bestehen. Wie soll es weitergehen? Müssen Sie sich mit der Erkrankung abfinden? Die Antwort ist klar und lautet: Nein.

Es besteht nämlich die Möglichkeit, einen künstlichen Darmausgang zu legen, in der Fachsprache Stoma genannt.

Das bedeutet, dass der Darm (in der Regel der Dickdarm) im Bauchbereich herausgeleitet wird. Natürlich wünscht sich das niemand, und der Gedanke an eine derartige Hilfskonstruktion ist befremdlich. Es schafft aber eine Kontrolle über den Stuhl und bewirkt, dass Sie nie wieder ein Kontinenzproblem haben werden. Der Darm selbst wird mit einem Beutel versorgt, der kontrolliert ausgeleert oder gewechselt werden kann. Mittlerweile lässt es sich mit den Stomasäckchen – mit Einschränkungen – gut leben. Sie können damit in die Sauna gehen, Sie können im Meer baden und natürlich auch wieder am sozialen Leben teilnehmen.

In einer Umfrage wurden Menschen, die aufgrund einer Stuhlinkontinenz ein Stoma erhalten hatten, über ihr neues Leben befragt. Eine Frage lautete: „Würden Sie sich noch einmal einen künstlichen Darmausgang anlegen lassen?“ Die Antwort war eindeutig: Die überwiegende Mehrheit war zufrieden und votierte klar mit „Ja“.

Auch wenn Sie die Aussicht zunächst erschreckt: Ein künstlicher Darmausgang bewirkt, dass Sie nie wieder ein Kontinenzproblem haben werden.

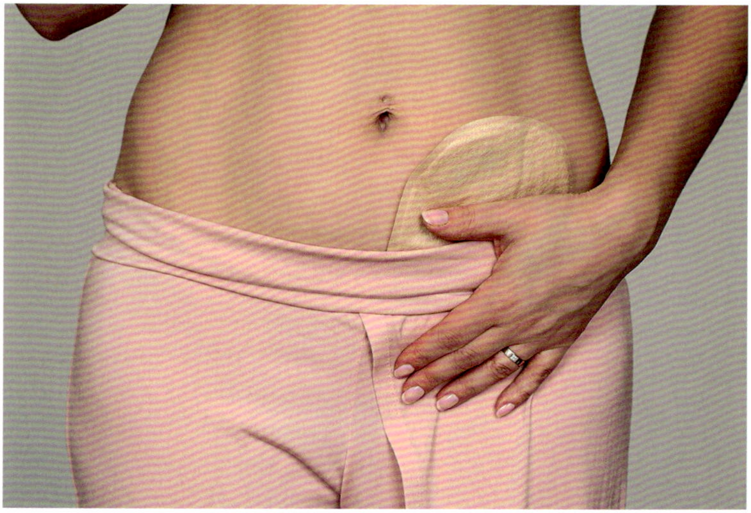

Scheidenvorfall

Wir hören oft die Worte „Scheidenvorfall“, „Gebärmuttersenkung“, „Blasensenkung“, „Prolaps“ „Deszensus“ usw. Im Prinzip beschreiben all diese Begriffe denselben Mechanismus, nämlich das Tiefertreten eines oder mehrerer Organe (Scheide, Gebärmutter, Blase, Enddarm) aus dem kleinen Becken. Das Tiefertreten dieser Organe wird allgemein als Senkung bezeichnet. Kommt es aber zu einem Tiefertreten über den Scheidenausgang hinaus (also nach außen), spricht man auch von einem Prolaps – dieser Prolaps kann dann eben beispielsweise die Scheide oder die Gebärmutter oder auch beides betreffen. Im Englischen ist die Begriffsdefinition etwas einfacher: Hier wird jegliche Senkung als pelvic organ prolapse (POP), also Beckenorganprolaps (BOP), bezeichnet.

„Es fühlte sich zunächst an wie ein Ei, das sich unten etwas vorwölbte, über den Tag hinweg wurde es schlimmer und größer – es fühlte sich dann an wie eine Kugel, die ganz aus der Scheide kam und auch nicht mehr von selbst zurückging“ – so beschrieb eine Patientin treffend ihre Senkung.

Ursachen

Sowohl Diagnostik als auch Therapie einer Senkung sind sehr anspruchsvoll, wobei eine exakte Diagnostik des Beckenbodens für eine adäquate Therapie wichtig ist. Oberstes Ziel ist es immer, herauszufinden, worunter die Patientin am meisten leidet.

Aktive Gesprächsführung

Das Gespräch steht an erster Stelle. Alle Symptome, von der Blase bis hin zur Stuhlentleerung usw. inklusive der Sexualanamnese sollen besprochen werden. Arzt oder Ärztin erfassen dadurch die Symptome aller Bereiche des Beckenbodens. Ganz wichtig ist hier eine aktive Gesprächsführung, um Tabus auszuräumen.

Suchen Sie sich eine Expertin oder einen Experten, dem Sie vertrauen!

Suchen Sie sich eine Expertin oder einen Experten, dem Sie vertrauen. Damit Sie eine Vorstellung bekommen, welche Symptome abgefragt werden, liste ich Ihnen hier ein paar typische Fragen auf:

- Haben Sie Schmerzen im Unterbauch oder im Rückenbereich?
- Haben Sie Schmerzen beim Geschlechtsverkehr?
- Ist Ihre Scheide sehr trocken?
- Haben Sie das Gefühl, dass Ihre Scheide sehr weit ist?
- Können Sie gut urinieren oder Stuhl absetzen?
- Verlieren Sie Stuhl oder Urin?
- Verspüren Sie ein Senkungsgefühl, einen Druck nach unten?
- Verspüren Sie ein Fremdkörpergefühl in der Scheide?
- Wie stark ist Ihr Leidensdruck?
- Schränkt Sie Ihr Beschwerdebild im Alltagsleben ein?

Standardisierte symptomspezifische Fragebögen, die Ihre beckenbodenbezogene Lebensqualität messen, können ebenfalls verwendet werden.

Im Rahmen der Abklärung einer Senkung ist die Sexualanamnese auch ein ganz wesentlicher Teil des Gesprächs. Natürlich handelt es sich hier um ein sehr persönliches intimes Thema, aber gerade hier ist es wichtig, Tabus auszuräumen und offen diese Dinge anzusprechen. Ich nenne Ihnen dazu ein Beispiel aus meiner täglichen Praxis.

Eine Patientin, 62 Jahre alt und seit fünf Jahren geschieden, suchte mich aufgrund eines ausgeprägten Scheidenvorfalls auf. Sie hatte seit Kurzem einen neuen Partner und erklärte mir, dass sie gern wieder sexuell aktiv wäre, das aber wegen der Senkung nicht wirklich möglich sei: Die Scheide fühle sich zu weit an, der Prolaps per se auch störend, und irgendwie sei das Ganze auch peinlich vor dem neuen Partner.

Nachdem ich eine diagnostische Abklärung durchgeführt hatte, einigten wir uns auf eine Senkungsoperation. Da ich wusste, dass der Patientin die sexuelle Aktivität wichtig ist, wurde die Operation von mir so festgelegt, dass nicht nur der Prolaps behoben wurde, sondern auch die sexuelle Aktivität wieder gut aufgenommen werden konnte.

Dieses Beispiel zeigt gut, wie wichtig es ist, alles, woran der Patientin im Zusammenhang mit ihrem Prolaps liegt, in Erfahrung zu bringen, damit alle gewonnenen Informationen in die Therapieentscheidung und operative Planung einfließen können.

Gynäkologische Untersuchung

Eine gynäkologische Untersuchung mit einer exakten Beurteilung der Senkung ist ein fixer Bestandteil in der Prolaps-Diagnostik. Jedes einzelne Kompartiment wird getrennt evaluiert. Zur Erinnerung: Der Beckenboden wird in drei Kompartimente eingeteilt:

- vorderes Kompartiment: Blase und Harnröhre
- mittleres Kompartiment: Scheide und Gebärmutter
- hinteres Kompartiment: Enddarm

So kann der Prolaps in seiner Ausdehnung und Größe genau beschrieben werden.

Behandlung

Eine Senkung ohne Beschwerden, wie sie nach mehreren Geburten vorkommen kann, muss nicht behandelt werden.

Bevor wir zu den wichtigsten Therapiemöglichkeiten bei einer Senkung kommen, ist eines ganz wichtig festzuhalten: Eine Senkung ohne Beschwerden, wie sie beispielsweise nach mehreren Geburten vorkommen kann, muss nicht behandelt werden! Sollten Sie allerdings Beschwerden haben, das heißt, Sie spüren Ihre Senkung und der Zustand stört Sie, ist eine Therapie sehr wohl sinnvoll und angebracht.

Prinzipiell können Sie den konservativen oder chirurgischen Therapieweg wählen. Beide Zugänge sind gleichwertig. Sie können hier gemeinsam mit ihrer behandelnden Ärztin die für Sie optimale oder maßgeschneiderte Therapie finden.

Ziele der Therapie sind im Wesentlichen:

- Wiederherstellung der Anatomie (alle Organe sollen wieder in ihrer normalen anatomischen Position verweilen)
- Verbesserung der Lebensqualität
- Symptomfreiheit
- niedrige Rezidivrate, also seltenes Wiederauftreten

Pessare

Pessare sind Stützen, Platzhalter oder Hilfsmittel in Form von kleinen Schalen, Würfeln oder Ringen aus Gummi oder Silikon, die in die Scheide eingeführt werden und dadurch den Organen Halt geben. Das Pessar wird üblicherweise morgens von Ihnen selbst in die Scheide eingeführt. Dadurch werden die sich senkenden Organe zurück ins kleine Becken gedrängt – also in ihre ursprüngliche normale Position. Abends vor dem Schlafengehen nehmen Sie das Pessar dann wieder heraus, da Sie es nachts nicht tragen müssen. Sie werden auf alle Fälle angeleitet, wie Sie den täglichen Wechsel selbst gut durchführen können.

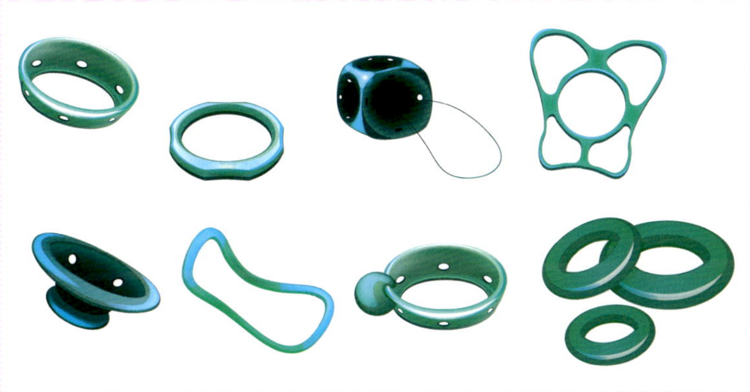

Pessare zur Behandlung – nicht zu verwechseln zur Verhütung – sind kleine Schalen, Würfel oder Ringe aus Gummi oder Silikon, die in die Scheide eingeführt und den Organen Halt geben.

Operative Maßnahmen

Ein Pessar mag für die eine Patientin geeignet und passend sein, für eine andere Patientin kommt es gar nicht infrage. Wenn ein Pessar für Sie keine gute Option ist, gibt es die Möglichkeit, die Senkung chirurgisch zu korrigieren. Eine Operation ist sinnvoll, wenn

- Sie starke Beschwerden haben, etwa Senkungsbeschwerden, Schwierigkeiten beim Harnlassen und Stuhlgang oder die Sexualität eingeschränkt ist,
- konservative Möglichkeiten nicht erwünscht sind oder erfolglos geblieben sind,
- Sie Pessare über Jahre verwendet haben und „pessarmüde" geworden sind.

Das Lebenszeitrisiko, also die Wahrscheinlichkeit, im Laufe des Lebens an einem Prolaps zu erkranken, der operiert werden muss, wird auf elf bis 19 Prozent geschätzt. Welche Operation für Sie am geeignetsten ist, entscheiden Sie gemeinsam mit Ihrem behandelnden Arzt. Bei der Planung der Operation werden auch andere Faktoren wie Alter, Begleiterkrankungen, Voroperationen, sexuelle Aktivität, Familienplanung oder Gewicht berücksichtigt.

Symptome, Lebensqualität, und Zufriedenheit stehen bei allen Prolaps-Operationen immer im Vordergrund.

Wichtig ist immer, dass die Operation auf Sie selbst und Ihren Lebensalltag zugeschnitten ist.

Seit einigen Jahren besteht bei vielen Frauen der zunehmende Wunsch, die Gebärmutter im Rahmen eines Senkungseingriffs zu erhalten. Aufgrund neuer wissenschaftlicher Untersuchungen wissen wir heute, dass dies gut möglich und auch sinnvoll ist. Eine Senkungsoperation erfordert keine Gebärmutterentfernung mehr, die Gebärmutter wird nur bei bestehenden anderen Erkrankungen wie z. B. Blutungsunregelmäßigkeiten oder auf Wunsch der Patientin entfernt. Das Gebärmutterende (Gebärmutterhals) wird an einem Band (*Ligamentum sacrospinale*) im kleinen Becken fixiert und die anatomische Lage dadurch wiederhergestellt.

Ein Großteil der Senkungseingriffe wird über die Scheide operiert. Das hat den Vorteil, dass Sie sehr rasch wieder fit und mobil sind, keinen Bauchschnitt haben und meist nach nur wenigen Tagen das Krankenhaus wieder verlassen können. Alternativ dazu kann auch über die sogenannte Schlüsselloch-Technik operiert werden (siehe Seite 125). Auch hier ist die postoperative Genesung sehr gut und rasch. Die meisten Senkungsoperationen werden mit eigenem Gewebe durchgeführt (native tissue repair), nur in selten Fällen, und das meist im Rahmen von wiederholten Eingriffen, wird Fremdmaterial, also eine Art künstliches Netz (Mesh) verwendet.

Darmvorfall

„Hilfe, ich habe eine große Blase am After" – so beschrieb mir vor einigen Jahren eine Patientin ihr Problem. Ich dachte zu Beginn an unterschiedliche Erkrankungen, die die ältere Dame mit dieser bildlichen Darstellung verbinden könnte. Dass es sich um eine Beschreibung für einen echten Darmvorfall handelte, zog ich zuerst nicht in Erwägung. Als ich sie bat, sich in Seitenlage zu begeben, um sie klinisch zu begutachten, sah ich keine offensichtliche Veränderung. Nachdem ich sie aufforderte, fest zu pressen „wie beim Stuhlgang", entwickelte sich tatsächlich nach einiger Anstrengung ein Prolaps: Der Enddarm stülpte sich aus dem After heraus – das war also das Problem, das die Patientin als Blase beschrieben hatte.

Ursachen

Ein Darmvorfall ist äußert selten. Er tritt nur bei ungefähr 0,5 Prozent der Bevölkerung auf. Die Erkrankung betrifft vorwiegend Frauen, es gibt aber auch Männer, die daran leiden. Die meisten Menschen sind bereits älter, wenn sie einen Vorfall entwickeln, es kamen aber auch schon sehr junge Patientinnen in meine Praxis. Das verwundert, würde man doch annehmen, dass die Ursache für einen Vorfall ein schwacher Beckenboden ist. Der eigentliche Grund für einen Darmvorfall ist aber bis heute nicht eindeutig geklärt, wobei eine Schwäche der Beckenmuskulatur sicherlich eine Rolle spielt.

> Ein Darmvorfall ist äußert selten und betrifft vorwiegend Frauen.

Interessant ist, dass Menschen mit einem Darmvorfall über viele unterschiedliche Beschwerden berichten. Viele erzählen von wiederkehrenden hellen Blutungen und Schmerzen, die verschieden stark sein können. Der Darmvorfall dehnt den Analkanal und kann so die Wahrnehmung und das Empfinden verändern. Das führt bei vielen Menschen leider zu einem unkontrollierten Stuhlverlust. Bei rund der Hälfte der Betroffenen kann aber auch eine Verstopfung dazukommen. Die vielen Probleme, die mit dem Vorfall einhergehen, machen den hohen Leidensdruck verständlich. Der Wunsch nach einer raschen Therapie ist in der Regel sehr groß.

Behandlung

Was kann man gegen einen nach außen gestülpten Darm tun? Die Antwort ist klar: am besten operieren. Es gibt zwar die Möglichkeit, mithilfe von Beckenbodentraining die Muskulatur zu stärken. Das verbessert möglicherweise die Kontrolle, eine komplette Lösung des Vorfalls ist damit allerdings nur ganz selten zu erreichen.

Es existieren viele verschiedene Eingriffe, um einen Darmvorfall zu beheben. Wenn es allerdings viele Operationstechniken für ein Problem gibt, bedeutet das auch, dass keine davon die perfekte Lösung ist. Jede hat bestimmte Vorteile und Nachteile. Letztlich liegt es an der behandelnden Chirurgin oder dem Chirurg, den geeignetsten Eingriff auszuwählen.

Links ein normales Rektum, rechts mit Darmprolaps

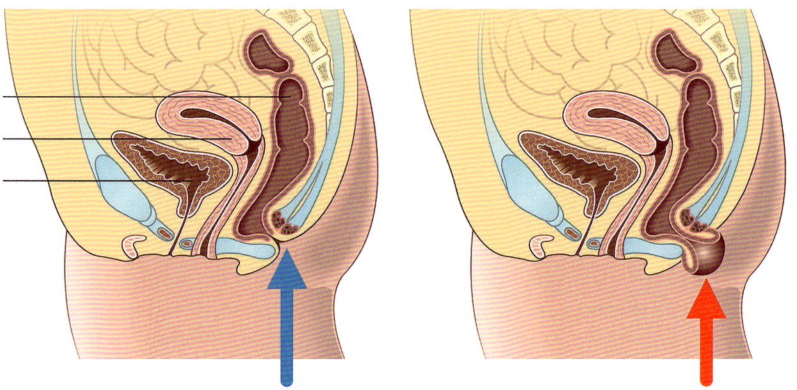

Zusammengefasst lässt sich ein Prolaps über einen Bauchschnitt oder über den After chirurgisch behandeln. Der Eingriff über den Bauch passiert heutzutage meistens mittels der sogenannten Schlüsselloch-Technik, die Laparoskopie. Der Eingriff über den After ist für die Betroffenen etwas schonender und wird daher älteren und kränkeren Menschen häufiger empfohlen. Der Nachteil dieses Zugangs ist, dass der Darmvorfall schneller wieder auftreten kann. Das heißt, dass es durchaus wieder vorkommen kann, dass der Darm nach Monaten oder Jahren erneut nach außen fällt, ein Risiko, das mit den Betroffenen ausführlich besprochen werden muss.

Im Gegensatz dazu ist die Wahrscheinlichkeit des erneuten Darmvorfalls bei Eingriffen über den Bauch geringer. Bei der Bauchoperation wird derzeit vorwiegend ein Kunststoffnetz (Mesh) verwendet, das an die Vorderwand des Enddarms genäht wird. Damit wird der Darm leicht gespannt, um das erneute Herausstülpen zu verhindern. Durch das Netz erreicht man also eine bessere Stabilität. Beim Zugang über den After wird zwar die überschüssige Enddarmschleimhaut oder der herausfallende Darm entfernt, ein Netz wird allerdings nicht eingesetzt. Bei einem schwachen Beckenboden kann sich das Gewebe wieder lockern und so zu einem erneuten Vorfall führen.

Chronische Beckenschmerzen

Viele Menschen leiden unter stechenden oder krampfartigen Bauchschmerzen, die nicht wie üblich nach einer bestimmten Zeit wieder verschwinden. Der Schmerz ist ein ständiger Begleiter, manchmal stärker, manchmal weniger stark ausgeprägt. Solche chronischen Schmerzen, also Schmerzen, die die Dauer von sechs Monaten überschreiten, im Becken oder im Unterbauch sind leider keine Seltenheit. Sie betreffen sowohl Männer als auch Frauen und führen häufig zu Verzweiflung und gefühlter Hilflosigkeit.

Frauen sind von chronischen Beckenschmerzen häufiger betroffen als Männer.

Frauen sind von chronischen Beckenschmerzen häufiger betroffen als Männer. Diese Beschwerden sind für die Betroffenen sehr belastend. Die Lebensqualität ist oftmals sehr eingeschränkt und das Wohlbefinden stark vermindert. Das wirkt sich auch auf das Sexualleben aus. Wie viele Menschen unter einem solcher Dauerschmerz leiden, ist nicht bekannt, man nimmt aber an, dass es sich um kein seltenes Krankheitsbild handelt und viele

Kürzlich suchte ein sichtlich verzweifelter Patient meine Praxis auf. Er war um die 60 Jahre alt und seit Kurzem im Ruhestand. Seine Lebensqualität war von einem immer wiederkehrenden Schmerz zunehmend eingeschränkt. Es hatte vor ungefähr einem Jahr im Enddarm damit begonnen. Der Schmerz kam aus dem Nichts und fühlte sich wie ein furchtbarer Nadelstich an. Am Anfang spürte der Mann den Schmerz einmal im Monat, er hielt maximal 20 Minuten an und verschwand danach spurlos. Allerdings hatte sich in den letzten drei Monaten die Schmerzfrequenz auf einmal pro Woche erhöht. Der Patient erzählte, dass der stechende Schmerz oft auch mitten in der Nacht auftauchte, ihn aus dem Schlaf riss und so zur Verzweiflung brachte.

Im Anschluss legte er mir eine dicke Mappe mit den bisher erfolgten und sehr detaillierten Untersuchungen auf den Schreibtisch, unter anderem Befunde einer Magnetresonanzuntersuchung des Beckens, einer Darmspiegelung, einer Blutuntersuchung und eines Ultraschalls des Unterbauchs. Interessant dabei war, dass alle Untersuchungen keine wesentlichen Auffälligkeiten aufzeigten, die mit den Beschwerden in Verbindung gebracht werden konnte. In einer klinischen Untersuchung versuchte ich den Schmerzausgangspunkt zu finden und mögliche Ursachen in dem Gebiet zu erfassen. Ich konnte zwar leicht vergrößerte Hämorrhoiden feststellen, die für diese Art der Beschwerden aber eher untypisch waren. Das Dilemma chronischer Schmerzen traf dieses Bild sehr gut.

Menschen betrifft. Die Schmerzsyndrome lassen sich in verschiedene Bereiche aufteilen. Unterscheiden lassen sich urologische, gynäkologische, chirurgische und neurologische Beschwerdebilder, sie betreffen somit unterschiedliche Beckenorgane.

Ursachen

Was die sogenannten chronischen Beckenschmerzen charakterisiert, ist, dass oftmals keine klare Ursache zu erkennen ist. Das lässt sich natürlich erst sagen, wenn zuvor aufwendig nach einem möglichen Grund geforscht wurde. Um einen Schmerz entsprechend abzuklären, gibt es eine Vielzahl an Möglichkeiten. Bluttests geben Hinweise auf Entzündungen, mittels eines Ultraschalls oder einer Magnetresonanzuntersuchung lassen sich Veränderungen im Becken bildlich darstellen. Es gibt auch die Möglichkeit, mit einer Kamera in den Bauch zu blicken und das Becken direkt einzusehen. Diese Technik nennt man Laparoskopie, sie wird in Vollnarkose durchgeführt.

Es wird eine Reihe von ausführlichen Tests durchgeführt, um der Ursache des Problems auf die Spur zu kommen. Am Ende bleibt aber ein großes Fragezeichen – und ein irritierter Patient: Wie kann es sein, dass man so stark leidet und es keine eindeutig ersichtliche Ursache dafür gibt? Die Antwort lautet leider tatsächlich: Ja, es gibt Schmerzen ohne klaren Grund. Dennoch ist es notwendig und wichtig, zu Beginn der Erkrankung eine sorgfältige Abklärung durchzuführen, um andere Ursachen auszuschießen. Im Folgenden erfahren Sie etwas über drei der häufiger vorkommenden Schmerzerkrankungen im Beckenbereich.

Proctalgia fugax

In dem konkreten Fall des genannten Patienten konnte ich die Diagnose Proctalgia fugax („flüchtiger Afterschmerz“) stellen. Dieses Krankheitsbild ist sehr belastend, es taucht plötzlich ohne Vorwarnung auf, ist aber auf eine Dauer von meistens maximal

20 Minuten beschränkt. Die Therapie ist schwierig. In der Schmerzphase kann eine Wärmebehandlung helfen. Manchen Menschen hilft es, auf dem Badewannenrand zu sitzen. Die Wirkung von Schmerzmitteln setzt meist erst dann ein, wenn der Schmerz bereits von selbst nachlässt. Hilfreich können Substanzen sein, die die Muskulatur entspannen. Mithilfe eines solchen Präparats wurde mein Patient nach mehreren Wochen beschwerdefrei.

Kokzygodynie

Kokzygodynie (chronische Schmerzen in der Umgebung des Steißbeins) ist weiteres Krankheitsbild, das mit unangenehmeren Schmerzen in der Steißbeinregion zusammenhängt. Diese Schmerzen strahlen häufig in die Analregion und Hüftregion aus und machen sich besonders im Sitzen, beim Aufstehen und auch beim Stuhlgang bemerkbar. Die Ursache ist auch hier oft unklar, wobei manchmal auch eine Verletzung der Auslöser sein kann. Die Behandlung einer Kokzygodynie ist meistens konservativ: Mit speziellen körperlichen Übungen, unterstützt durch schmerzlindernde Therapien, kann eine Besserung erreicht werden. Nur in Ausnahmefällen kann eine Operation notwendig sein.

Pudendusneuralgie

Eine Patientin mit stechenden Schmerzen in der Gegend um den After und im Bereich der rechten Gesäßhälfte, deren eindeutige Ursache bis zu diesem Zeitpunkt nicht fassbar war, erzählte mir ausführlich und sehr besorgt über ihren Krankheitsverlauf. Um mir ein genaueres Bild zu machen, stellte ich ihr Fragen: Wann treten die Schmerzen vorwiegend auf? Wie oft kommen sie tatsächlich vor? Was war erstmalig der Auslöser des Schmerzes? Gibt es eine Verbindung zwischen dem Stuhlgang und dem Schmerz?

▶▶

Es stellte sich heraus: Die von ihr beschriebenen Probleme waren noch nicht die gesamte Symptomatik, ein Brennen in der Vagina gehörte ebenso dazu. Die Beschwerden waren aber nicht immer vorhanden: Morgens waren sie deutlich geringer, oft zu diesem Zeitpunkt gar nicht wahrnehmbar. Im Laufe des Tages verschlechterte sich ihr Zustand aber stetig. Sie hatte den Eindruck, dass der Schmerz im Liegen kaum fassbar war, es aber in der sitzenden Position deutlich schlimmer wurde.

Weitere Dinge quälten sie ebenso. Die Patientin schilderte, dass Geschlechtsverkehr mit ihrem Partner nicht mehr möglich sei, weil sie dabei starke Schmerzen leide. Die Stuhlentleerung löste bei ihr ebenso einen teils brennenden, teils stechenden Schmerz aus. Aus diesem Grund bereitete ihr allein der Gedanke, auf die Toilette gehen zu müssen, große Angst. Nachts jedoch schlief sie durch und wurde von keinem Anfall aus dem Schlaf gerissen.

Ihre Beschreibung ließ mich an ein bekanntes Krankheitsbild denken, für das diese Art von Beschwerden typisch ist, und tatsächlich: Viele ihrer Symptome passten genau zu den Kriterien des vermuteten Krankheitsbildes. Also äußerte ich den Verdacht auf Pudendusneuralgie. Ich bat die Patientin, noch weitere diagnostische Maßnahmen zur Abklärung anderer Gründe für ihre Schmerzen durchführen zu lassen, doch die Ergebnisse waren allesamt unauffällig, sodass ich an meiner Verdachtsdiagnose festhielt.

Letztlich erhielt die Patientin einen Nerv-Ultraschall, der Veränderungen im Nerv zeigte. Die im Anschluss durchgeführte lokale Betäubung des Nervs konnte ihre Beschwerden tatsächlich vorübergehend mildern. Derzeit unternimmt die Patientin eine physikalische Therapie.

> Die Pudendusneuralgie ist eine Erkrankung, die den wichtigen Beckennerv Nervus pudendus („Schamnerv“) betrifft.

Die Pudendusneuralgie ist eine Erkrankung, die den wichtigen Beckennerv Nervus pudendus („Schamnerv“) betrifft. Dieser Nerv wird von mehreren Nerven aus dem Rückenmark gebildet und zieht in weiterer Folge in Richtung Becken. Er hat mehrere bedeutende Funktionen: Er versorgt z. B. bestimmte Schließmuskeln und trägt dadurch wesentlich zur Harn- und Stuhlkontrolle bei. Er hat aber auch sensible Fasern und ermöglicht so die Wahrnehmung im Dammbereich, im After, in den Hodensäcken und im Bereich der Schamlippen.

Manche Betroffene schildern, dass sie einen Unfall gehabt haben, etwa einen Sturz, andere wiederum können sich keinen Zusammenhang erklären. Für die Diagnose ist die Beschreibung der genauen Beschwerden entscheidend. Wie so oft hilft die Bildgebung nur bei einigen Menschen weiter. Es finden sich bei manchen Betroffenen auch keine sichtbaren Auffälligkeiten. Allerdings kann der Pudendusnerv mithilfe einer lokalen Injektion betäubt werden. Liegt nun tatsächlich eine Pudendusneuralgie vor, sollten dadurch die Beschwerden abnehmen.

Behandlung

Im Allgemeinen umfasst die Therapiestrategie für Beckenbodenschmerzen unterschiedliche Ansätze. Es können verschiedene schmerzlindernde Medikamente versucht werden. Eine gut angeleitete physikalische Therapie verhilft ebenso zu einer Besserung. Eine andere Möglichkeit ist die elektrische Reizung der Nerven (siehe Seite 123). Dafür gibt es zwar nur wenige Erfahrungsberichte, dennoch scheinen einige Betroffene gut auf diese Therapie anzusprechen.

In sehr hartnäckigen und schweren Fällen kann auch ein chirurgischer Eingriff hilfreich sein. Eine mögliche Operation nennt sich Neurolyse. Hier wird der Pudendusnerv von seinen umliegenden Strukturen und etwaigen Verwachsungen gelöst. Durch diese Freilegung wird ein Druck auf oder ein Zug vom Nerv genommen.

Generell ist die Behandlung von Schmerzsyndromen sehr herausfordernd. Sie braucht Geduld und Vertrauen. Es gibt eben nicht nur eine Therapie, die für alle Patientinnen und Patienten passt, sondern oft sind mehrere verschiedene Ansätze vonnöten, bis geholfen werden kann.

Ein solcher Schmerz als ständiger Begleiter stellt für Betroffene eine schwere psychische Belastung dar. Fragen tauchen auf: Was kann ich dagegen tun? Warum trifft es gerade mich? Was habe ich falsch gemacht? Bilde ich mir diesen Schmerz nur ein? Gerade die letzte Überlegung wirkt für viele besonders belastend. Es werden aufwendige medizinische Tests durchgeführt, und dennoch lässt sich keine klare Ursache ausfindig machen.

Ob die Psyche als ein Grund für das Schmerzsyndrom infrage kommt, ist unklar und lässt sich nicht eindeutig beantworten, denn Psyche und Körper beeinflussen sich wechselseitig. Es gibt eine Risikofaktoruntersuchung der Weltgesundheitsorganisation WHO, die einen Zusammenhang zwischen dem Auftreten von chronischen Unterbauchschmerzen und Angst, Depression sowie Alkohol- und Drogenmissbrauch herstellt. Die Ergebnisse zeigen auch auf, dass chronische Schmerzen auf die Seele wirken. Eine begleitende psychologische Betreuung kann daher die Betroffenen sehr unterstützen.

Verstopfung

Verstopft ist fast jeder Mensch schon einmal gewesen. Vielleicht war es das schwer verdauliche Essen am Vortag oder eine lange Reise, die das Verdauungssystem durcheinandergebracht hat. Im Allgemeinen löst sich eine solche Form der Verstopfung nach wenigen Tagen von selbst wieder. In etwas hartnäckigeren Fällen greift man in die Hausapotheke und hilft mit einem milden Abführmittel nach. Das können Abführtees sein, Quellstoffe oder andere milde Mittel, die etwa im Drogeriemarkt erhältlich sind. Bald darauf setzt normalerweise die gewohnte Verdauung wieder ein. Geblieben ist das Wissen, dass wenn der Darm nicht richtig funktioniert, es zu unangenehmen körperlichen Empfindungen kommen kann. Dazu gehören Krämpfe oder stärkere Schmerzen.

Nicht nur, dass der Darm träge werden kann, ein zusätzliches Problem ist oft die Entleerung. Das bedeutet, dass der Stuhldrang zwar ausgelöst wird, der Stuhl allerdings im Enddarm festsitzt und im besten Fall nur durch starkes Pressen mühevoll herausbewegt wird.

> Verstopfung ist mittlerweile ein ernst zu nehmendes Problem, an dem viele Menschen chronisch leiden.

Beide Verstopfungsformen sind irritierend. Dementsprechend groß ist die Erleichterung, wenn sich nach einer Verstopfung wieder der gewohnte Rhythmus einstellt. Doch der Wunsch geht leider nicht immer in Erfüllung. Verstopfung ist mittlerweile ein ernst zu nehmendes Problem, an dem viele Menschen chronisch leiden.

Wann liegt eine Verstopfung vor?

Wie viele Menschen eigentlich von Verstopfung betroffen sind, ist nicht leicht zu beantworten. Auf die einfache Frage: „Fühlen Sie sich verstopft?“ antworten bis zu 30 Prozent der Befragten mit Ja. Das ist eine beachtliche Zahl, wir sprechen also von einer echten Volkskrankheit. Zunächst drängt sich hier eine wesentliche Frage auf. Gibt es eine Definition von Verstopfung, oder reicht es, sich tatsächlich nur so zu fühlen? Viele Patientinnen und Patienten glauben, sie seien verstopft, weil sie nicht jeden Tag auf die Toilette müssen, um Stuhl zu entleeren. Sie glauben, man müsse täglich sein Geschäft verrichten. Auf meine Frage, ob sie auch Beschwerden hätten, folgt ein Kopfschütteln: Sie sind allein durch die niedrige Stuhlfrequenz irritiert.

Es ist also gar nicht so leicht zu ermitteln, wie viele Menschen tatsächlich an Verstopfung leiden. Zu unterschiedlich sind die Annahmen und Vorstellungen über dieses Krankheitsbild. Aus diesen Gründen haben sich medizinische Gesellschaften zusammengesetzt und Kriterien dafür definiert, was offiziell als Verstopfung gilt. Die bekannteste Einteilung bezieht sich auf die sogenannten Rome-Kriterien (siehe untenstehenden Kasten), die bestimmte Beschwerdebilder als Fragen zusammenfasst. Werden zwei der Fragen mit Ja beantwortet, gilt man als verstopft. Die Beschwerden müssen allerdings über einen Zeitraum von mindestens zwölf Wochen innerhalb eines Jahres vorkommen. Eine weit einfachere Einteilung spricht dann von einer Verstopfung, wenn die Befragten weniger als dreimal pro Woche Stuhlgang haben.

ROME-IV-Kriterien – sind Sie verstopft?

Während mindestens drei der vorhergehenden sechs Monate, dauernd oder wiederholt mindestens zwei der folgenden Kriterien in mehr als 25 Prozent der Zeit:

- starkes Pressen beim Stuhlgang
- klumpiger oder harter Stuhl
- Gefühl der unvollständigen Entleerung
- Gefühl der Blockierung im After
- Unterstützung durch Finger zur Erleichterung der Defäkation
- weniger als drei Entleerungen pro Woche

Werden nun diese etwas spezifischeren Kriterien für eine Verstopfung herangezogen und erneut die Bevölkerung befragt, bleiben von den vorhin genannten 30 Prozent deutlich weniger übrig, und es werden nur noch bis zu 15 Prozent der Befragten tatsächlich als verstopft eingestuft. Das sind zwar deutlich weniger Menschen als zuvor, aber dennoch ist das eine beachtliche Anzahl.

Bei vielen Menschen ist Verstopfung ein subjektives Empfinden, das nicht immer messbar ist. Wie so oft gibt es aber auch Ausnahmen, die mit den aufgestellten Kriterien nicht gut übereinstimmen. Dazu gehören Personen, die nur einmal in der Woche Stuhl entleeren und sich trotzdem vollkommen fit und gesund fühlen.

Bei vielen Menschen ist Verstopfung ein subjektives Empfinden, das nicht immer messbar ist.

Jetzt wird es noch komplizierter. Nicht nur, dass die Verstopfung schwer messbar ist, es gibt auch unterschiedliche Formen der Verstopfung. Denn Verstopfung bedeutet nicht gleich Verstopfung. Mit spezifischen Fragen und bestimmten Messinstrumenten lassen sich unterschiedliche Verstopfungstypen erkennen. Das ist deshalb wichtig, da die weitere Behandlung davon abhängig ist.

Arten der Verstopfung

Um eine Verstopfung richtig beurteilen zu können, wird man Ihnen unter anderem folgende Fragen stellen:

- Wie lange brauchen Sie auf der Toilette, um erfolgreich Stuhl abzusetzen?
- Wie oft haben Sie das Gefühl, unvollständig entleert zu sein?
- Müssen Sie stark pressen, um Stuhl abzusetzen?
- Wie viele Stuhlentleerungsversuche haben Sie pro Tag?
- Verwenden Sie Abführmittel?
- Verwenden Sie Einläufe/Zäpfchen?
- Müssen Sie mit dem Finger (anal oder vaginal) nachhelfen, um Stuhl abzusetzen?
- Beschreiben Sie Ihre Stuhlkonsistenz.

Es ist wichtig, dass Sie mit Ihrer Ärztin oder Ihrem Arzt offen über dieses Thema sprechen können. Es fällt mir immer wieder auf, dass der Schweregrad der Verstopfung zunächst gern heruntergespielt wird. Offenheit ist aber wichtig, um das Leiden richtig einzuordnen und einen effektiven Behandlungsplan zu entwerfen.

Man unterscheidet drei Arten der Verstopfung, auch Obstipation genannt:

- die Normal-Transit-Verstopfung
- die Slow-Transit-Verstopfung
- die Entleerungsstörung

Die Unterscheidung ist recht einfach, auch wenn die Namen kompliziert klingen. Im Folgenden beschreibe ich sie näher.

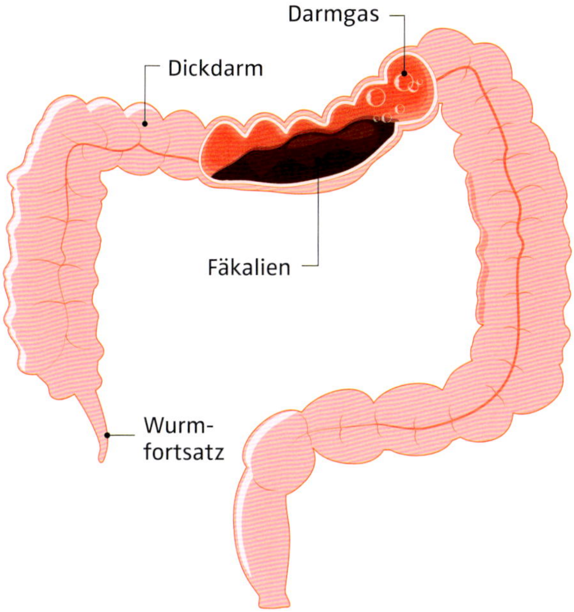

Die Verstopfung: Dickdarm mit Fäkalien und Darmgasen

Normal- und Slow-Transit-Verstopfung

Die häufigste Variante ist die Normal-Transit-Verstopfung. Sie bedeutet, dass der Darm normal arbeitet und die messbare Darmaktivität nicht beeinträchtigt ist. Es gibt also keinen klaren Grund für die Verstopfung. Das mag unbefriedigend erscheinen, allerdings handelt es sich bei dieser Verstopfung um eine sehr günstige Form. Sie lässt sich nämlich mit einer Ernährungsumstellung oder der Einnahme von milden Abführmitteln leicht behandeln und in den Griff bekommen.

> Die Normal-Transit-Verstopfung lässt sich mit einer Ernährungsumstellung oder milden Abführmitteln leicht behandeln.

Werfen wir einen kurzen Blick auf die messbare Darmaktivität. Wie kann die Darmbewegung gemessen werden? Eine einfache und sehr häufig angewendete Untersuchung nennt sich Kolontransitzeit-Bestimmung, also die Bestimmung der Zeit, die die Nahrung von Mund bis After benötigt. Das funktioniert so: Sie schlucken röntgendichte Kapseln und lassen nach einer Woche ein Röntgenbild des Bauchs machen. Das Bild macht die Kapseln sichtbar, die an unterschiedlichen Abschnitten im Darm verteilt sind. Mithilfe der Anzahl dieser Marker wird die Kolontransitzeit errechnet. Übersteigt die Zeit 72 Stunden, spricht man von einer Slow-Transit-Verstopfung. Im Vergleich zur ersten Form (Normal-Transit-Verstopfung) gibt es tatsächlich eine messbare Veränderung. Der Darm ist träger, wie mithilfe dieser einfachen Untersuchung festgestellt werden kann.

Leicht zu beantworten ist die Frage nach der Ursache für die Darmträgheit nicht. Zu viele Faktoren spielen hier eine Rolle und üben einen Einfluss auf die Darmaktivität aus. Der Darm ist durchzogen von einem dichten Nervengeflecht, das die Darmbewegung und die Verdauung exakt steuert. Unterstützt wird es von Schrittmacherzellen, die den Darm in Bewegung halten. Menschen mit einer Slow-Transit-Verstopfung können sichtbare Veränderungen der Darmnerven aufweisen, bei einigen scheint auch die Anzahl der Schrittmacherzellen verringert zu sein. Die Behandlung dieser Form der Verstopfung ist oft komplizierter, leichte Abführmittel und eine Diätanpassung reichen oftmals nicht aus, um die damit verbundenen Beschwerden zu kontrollieren.

Es gibt aber auch andere Gründe, warum sich eine Verstopfung entwickeln kann. Erkrankungen des Nervensystems können z. B. die Darmaktivität beeinflussen. Morbus Parkinson, eine degenerative Erkrankung der Gehirnzellen oder Multiple Sklerose sind sehr häufig mit einer Verstopfung verknüpft. Bindegewebserkrankungen wie Sklerodermie können ebenso Ursache für Verdauungsprobleme sein. Nicht zu vergessen sind Medikamente: Bestimmte Schmerzmittel, Blutdruckmedikamente und auch Tabletten für die Behandlung psychischer Probleme haben als Nebeneffekt eine Verlangsamung der Darmbewegung zur Folge. Es gibt aber auch bösartige Ursachen für eine Verstopfung. Beim

Darmkrebs ändert sich häufig der Stuhlverhalt, oft zeigt sich ein Wechsel zwischen Durchfall und Verstopfung.

Entleerungsstörung

Die dritte Variante der Verstopfung wird als Entleerungsstörung bezeichnet. Im Unterschied zu den ersten beiden Formen betrifft die Erkrankung den Enddarm und den Beckenboden. Wer an einer Verstopfung dieser Kategorie leidet, klagt insbesondere über die Schwierigkeit, auf der Toilette den Stuhl zu entleeren. Man muss stark pressen und oft wiederholt auf die Toilette zurückkehren, weil der Toilettengang unbefriedigend war. In vielen Fällen werden nur kleine harte Stuhlknollen abgesetzt und jedes Mal bleibt das Gefühl, unvollständig entleert zu sein. Aus Verzweiflung über die tägliche Qual nehmen viele Betroffene ihre Finger zu Hilfe, um den Stuhl aus dem Enddarm herauszuholen.

Die Beschwerden lassen keinen Zweifel, wie stark ein solches Problem die Lebensqualität negativ beeinflusst. Obwohl es sich um eine gutartige Erkrankung handelt, ist der Leidensdruck enorm.

Eine Patientin mit diesem Problem brach vor Verzweiflung in Tränen aus: „Ich kann nicht mehr, die tägliche stundenlange Auseinandersetzung mit dem Stuhlgang macht mich verrückt und zerstört mein Leben." Sie schilderte mir, dass sie seit einigen Jahren an dem Problem leide. Die Beschwerden hatten in den letzten Monaten ein Ausmaß erreicht, das sie kaum noch ertragen konnte. Sie hatte bereits mehrere Ärzte konsultiert und oft nur den Rat erhalten, einfach mehr Abführmittel zu nehmen. Dadurch verbesserten sich ihre Beschwerden aber nicht – das ist nicht verwunderlich, denn gerade bei dieser Form der Verstopfung sind Abführmittel nur bedingt hilfreich.

Um zu verstehen, wie es zu einer Entleerungsstörung kommen kann, muss man sich mit dem normalen Prozess des Stuhlgangs beschäftigen. Bei gesunden Personen läuft der Stuhlgang folgendermaßen ab: Sobald der Enddarm mit ausreichend Stuhl geladen ist, kommt es zu einer Dehnung der Darmwand. Über Nervenleitungen wird diese Information als Signal sofort an das zentrale Nervensystem weitergeleitet. Das hat zur Folge, dass ein Stuhldrang ausgelöst wird. Wir verspüren diesen Drang und machen uns auf den Weg zur Toilette.

Um den Enddarm zieht sich eine wichtige Muskelschlinge, der Schambein-Mastdarm-Muskel, auch Puborektalis (Musculus puborectalis) genannt. Durch den Zug dieses Muskels wird der Darm abgeknickt. Dieser Knick ist sehr bedeutsam: Er hilft dabei, den Stuhlabgang zu kontrollieren und die ungewollte Stuhlentleerung zu verhindern. Beim Stuhlgang selbst ist es wiederum notwendig, dass sich der Muskel entspannt und der Enddarm dadurch aufrichtet. Durch die Bewegung des Darms und die Hilfe der Bauchmuskulatur kann nun die Entleerung beginnen.

Ursachen

Es gibt eine Reihe von Gründen, die letztlich zum Problem der Darmträgheit oder der Entleerungsstörung führen. Dementsprechend dauert es eine gewisse Zeit, bis eine klare Diagnose gestellt werden kann.

Puborektaliskontraktion

Bei einer Entleerungsstörung ist dieser automatisierte Prozess gestört. Das kann unterschiedliche Ursachen haben. Ein Grund kann die sogenannte paradoxe Puborektaliskontraktion sein. Das bedeutet, dass die oben beschriebene Muskelschlinge nicht wie gewünscht entspannt ist, sondern im Gegenteil sich zusammenzieht. Dadurch bleibt der Knick bestehen und eine Stuhlentleerung ist dadurch äußerst schwierig. Allerdings lässt sich das Problem mit einer Biofeedbacktherapie (siehe Seite 80) durchaus gut behandeln. Es ist nämlich tatsächlich möglich, die Muskulatur so zu trainieren, dass sie wieder gut arbeitet.

Intussuszeption

Es gibt aber auch andere Ursachen für eine Entleerungsstörung. Ein häufiger Grund ist ein mechanisches Hindernis, ähnlich einer Blockade. Dazu gehört z. B. ein innerer Darmvorfall, Intussuszeption genannt. Dabei schiebt sich der Darm ähnlich einem Stöpsel ineinander. Betroffene beschreiben tatsächlich ein solches Hindernis: „Ich habe den Eindruck, ein Fremdkörper befindet sich im Anus“, „Ich presse so stark, aber ein Hindernis blockiert die Entleerung“.

Rektozele

Eine weitere sehr häufige anatomische Veränderung ist die Rektozele. Das ist eine Ausbuchtung des Enddarms in Richtung Scheide. Es gibt auch eine Ausbuchtung in die andere Richtung, nämlich zum Steißbein hin, diese wird dann als hintere Rektozele bezeichnet. Dieses Problem zieht ebenfalls typische Beschwerden nach sich. Viele Menschen geben an, dass sie das Gefühl der unvollständigen Entleerung haben: „Es bleibt immer etwas zurück“ oder „Manchmal muss ich mit dem Finger den restlichen Stuhl herausholen“. Es ist nicht immer leicht für die Betroffenen, darüber zu berichten. Gezieltes Fragen in einer vertraulichen Atmosphäre ist eine entscheidende Voraussetzung für eine gelungene Kommunikation.

Es ist wichtig zu wissen, dass die Rektozele auch bei Menschen vorkommen kann, die eigentlich keine Probleme mit der Stuhlentleerung haben. Wie lässt sich das erklären? Ich bekomme regelmäßig Patientinnen und Patienten zugewiesen, bei denen als Zufallsbefund bei einer Untersuchung eine Rektozele entdeckt wird. Wenn diese Rektozele jedoch nicht die typischen Beschwer-

> Die Rektozele kann auch bei Menschen vorkommen, die eigentlich keine Probleme mit der Stuhlentleerung haben.

den verursacht, ist keine Operation notwendig. Das Vorhandensein einer Rektozele allein ist kein Grund, operiert zu werden. Bereitet diese Ausbuchtung aber Beschwerden, ist eine Operation eine sinnvolle Behandlung. Grundsätzlich gilt: Je größer die Tasche, desto wahrscheinlicher ist es, dass sie zu Verstopfungsproblemen führt.

Die Rektozele kann entweder über die Scheide (transvaginal), über den After (transanal) oder über den Bauch (transabdominell) operiert werden. Ziel dieser Operationen ist es, das Gewebe zu raffen, damit sich keine Rektozele mehr ausbilden kann, in der Stuhlreste zurückbleiben können.

Der transvaginale Zugang wird von Gynäkologinnen und Gynäkologen bevorzugt. Mit dem Skalpell wird die hintere Scheidenwand eröffnet und das Gewebe darunter mit Nähten gerafft. Der Eingriff wird als hintere Scheidenplastik bezeichnet. Der Eingriff über den After ist ebenfalls möglich. Ziel ist es hier, überschüssiges Gewebe zu entfernen und mit Nähten das verbliebene Gewebe zu verschließen. Beide Operationen sind mit wenig Komplikationen verbunden. Die Operationen dauern meist kürzer als eine Stunde. Patientinnen und Patienten werden in der Regel schon am nächsten Tag wieder nach Hause entlassen.

Liegen dagegen eine Rektozele und eine Intussuszeption zurück, wird eine Technik gewählt, um im besten Fall beide Veränderungen auf einmal zu beheben. Eine Operationsmethode, die in den letzten Jahren in Europa sehr populär geworden ist, ist die laparoskopische ventrale Rektopexie. Dieses Verfahren wird mittels Schlüsselloch-Technik über den Bauch durchgeführt. Dabei wird die Vorderwand des Enddarms freigelegt und ein Streifen eines Kunststoffnetzes mit Nähten daran fixiert. Das Netz wird dann ein wenig gespannt und am Kreuzbein durch Klammern fixiert. Das hat den Effekt, dass der innere Darmvorfall und auch die Rektozele behoben werden.

Der große Vorteil dieser Operation liegt darin, dass die Nerven im Becken geschont werden und auch der Schließmuskel nicht beeinträchtigt wird. Der Nachteil ist, dass eben ein Kunststoffnetz verwendet wird. Wir wissen aber aus der derzeitigen Fachliteratur, dass das Netz von der überwiegenden Mehrheit sehr gut vertragen wird und nur äußert selten zu Problemen führt; bei ungefähr 70 Prozent der Betroffenen ist eine deutliche Verbesserung zu erwarten – leider nicht bei allen, denn es spielen unterschiedliche Faktoren eine Rolle in der Entstehung einer Verstopfung: Die Rektozele kann natürlich eine Ursache für die Entleerungsstörung sein. Durch das jahrelange Pressen beim Stuhlgang können aber auch die Nerven im Becken geschädigt sein. Wird die Rektozele oder die Intussuszeption mit einer Operation behandelt, bleibt das nicht funktionierende Nervengeflecht zurück. Das kann letztlich bedeuten, dass trotz der Operation der erhoffte Erfolg ausbleibt.

Bei der ventralen Rektopexie werden die Nerven im Becken geschont und auch der Schließmuskel nicht beeinträchtigt.

Eine Studie konnte zeigen, dass unmittelbar nach dem starken Pressen beim Toilettengang die Nervenfunktion deutlich abnimmt. Nach einer gewissen Ruhephase haben sich die Nerven wieder erholt und ihre normale Aktivität erreicht. Es ist allerdings noch nicht eindeutig geklärt, ob das jahrelange Pressen eine anhaltende Störung der Nerven auslöst.

Die Größe einer Rektozele lässt sich mit einer Defäkografie gut bildlich darstellen. Es handelt sich dabei um eine spezielle Röntgenuntersuchung, bei der man auf einer Toilette in einem Röntgenraum sitzt. Es wird ein Kontrastmittel als Einlauf verabreicht, das wieder ausgeschieden werden muss. Während dieser Phase wird ein Röntgenfilm gedreht. Dadurch erkennt man sehr gut, wie sich der Beckenboden und seine Organe während der Entleerung verhalten. Eine Rektozele wird dabei deutlich sichtbar. Der Schweregrad des inneren Darmvorfalls und eine Senkung des Beckenbodens werden ebenfalls abgebildet.

Die Defäkografie kann mittlerweile auch als Magnetresonanzuntersuchung durchgeführt werden. Das hat den Vorteil, dass keine Strahlenbelastung vorliegt. Der Nachteil beim MRT ist, dass die Untersuchung im Liegen abläuft: Die Organe im Becken verhalten sich beim Stuhlgang in liegender Position anders als im Stehen. Dementsprechend können manche Veränderungen nicht so stark ausgeprägt sein.

Behandlung

Es bedarf natürlich nicht gleich einer Operation, um die Beschwerden einer Verstopfung zu beheben. In vielen Fällen sind ganz einfache Maßnahmen erfolgreich, selbst dann, wenn leichte anatomische Veränderungen vorliegen.

Offenheit als Basis

In der Zeit bis zu einer klaren Diagnose muss Vertrauen aufgebaut werden, um offen über die Themen Verstopfung und Entleerungsstörung zu sprechen. Es fällt mir immer wieder auf, dass der Schweregrad der Verstopfung beim ersten Besuch gerne heruntergespielt wird. Diese Offenheit ist aber wichtig, um das persönliche Leiden richtig einzuordnen und den Behandlungsplan besser und effektiver zu entwerfen. Ich halte es für ungemein wichtig, mit Patientinnen und Patienten offen zu sprechen und auch die Erfolgsaussichten einer Operation genau und ehrlich festzuhalten.

Susanne K., damals 50 Jahre alt, elegant gekleidet, verheiratet und Mutter von zwei Kindern, suchte mich in meiner Praxis auf. Sie hatte einige Wochen zuvor eine Veranstaltung unseres Beckenbodenzentrums in Wien mit Vorträgen in einfacher und verständlicher Sprache besucht, die ich organisiert hatte. Themen des Abends waren unter anderem Verstopfung, Harn- und Stuhlverlust, Schmerzen und Sexualität gewesen. Ziel der Veranstaltung war es, ein Tabuthema zu enttabuisieren: Die Menschen sollten durch besseres Wissen die Angst verlieren, über diese Themen zu sprechen. ▸▸

Zu Beginn spielte Susanne K. ihr Problem herunter: „Ich weiß, es ist nur Verstopfung, es gibt viel Schlimmeres, ein bösartiger Tumor zum Beispiel. Ich habe schon einige leichte Abführmittel genommen, aber die Verstopfung wird nicht besser.“ Wir führten ein sehr ausführliches Gespräch, ich untersuchte sie klinisch und gab ihr zum Abschluss einen Fragebogen über ihre Beckenbodenfunktion mit. Die Beschwerden, die sie angab, waren vielfältig, das Ausmaß jedoch schmälerte sie ständig. Ich überwies Frau K. zu einer Defäkografie und einer Kolontransitzeit-Bestimmung und nahm eine Darmspiegelung vor. Abgesehen von einem kleinen Polypen, den ich entfernt habe, fand ich unauffällige Schleimhautverhältnisse.

Nach einem Monat hatte sie alle Befunde zusammengetragen und besuchte mich erneut. Zu meinem Erstaunen schienen die Beschwerden deutlich häufiger und intensiver aufzutreten, als sie ursprünglich angegeben hatte. Ich fragte erstaunt nach: „Sie müssen täglich mit den Fingern nachhelfen, den Stuhl aus dem After zu holen? Sie haben auch angekreuzt, dass Sie gelegentlich ungewollt Stuhl verlieren?“ Es stellte sich heraus, dass Frau K. seit vielen Jahren an starken Entleerungsstörungen litt. Täglich verbrachte sie zwei Stunden auf der Toilette und versuchte unter Krämpfen verzweifelt, den Stuhl herauszupressen. Der Leidensdruck war groß, das Thema dominierte ihr Leben und belastete mittlerweile die Beziehung zur gesamten Familie. Seit einigen Monaten verlor Frau K. paradoxerweise auch festen Stuhl, zwar selten, doch es beeinträchtigte die psychische Belastbarkeit deutlich.

Danach sah ich mir die Befunde der Röntgenuntersuchungen an. Die Kolontransitzeit war mit 50 Stunden im Normbereich. In der Defäkografie zeigte sich eine vier Zentimeter große vordere Rektozele und eine tiefe bis in den Analkanal reichende Intussuszeption (ein innerer Darmvorfall). Ich erklärte Frau K. schrittweise die Röntgenbilder und zeichnete ihr unterstützend zum Verständnis die anatomischen Veränderungen grafisch auf. Tatsächlich kann ein innerer Darmvorfall sowohl zu einer Verstopfung führen als auch einen ungewollten Stuhlverlust mit sich bringen. ▶▶

Frau K. war sichtlich erleichtert, erstmals offen über die Erkrankung zu sprechen. Ich gab ihr Mut und zählte die einzelnen Therapiemöglichkeiten auf.

Im Fall einer eindeutigen Stuhlentleerungsstörung sind Abführmittel zum Schlucken oft nicht erfolgreich. Besser wirken Zäpfchen oder Einläufe. Aufgrund von Frau K.s ausgeprägten Beschwerden war ich der Meinung, dass eine Operation das beste Ergebnis bringen würde. Dennoch beschlossen wir gemeinsam einen konservativen Therapieversuch mit Zäpfchen und einer dreimonatigen Biofeedbacktherapie (siehe Seite 80). Durch die bewusste Kontrolle und Stärkung des Beckenbodens erhoffte ich bei Frau K. eine Verbesserung der Kontinenz und der Entleerung zu bewirken. Die Biofeedbacktherapie ist ein guter Start, insbesondere dann, wenn auch ein ungewollter Stuhlverlust vorliegt. Eine weitere Therapieoption, die ich mit Frau K. besprach, war die Darmspülung (siehe Seite 80).

Nach vier Monaten sah ich Susanne K. wieder. Die bisherigen Therapien hatten eine leichte Verbesserung gebracht, der Leidensdruck war aber nach wie vor vorhanden. Ein bahnbrechender Erfolg war noch ausgeblieben. Als nächsten Schritt empfahl ich einen operativen Eingriff, der zwei Probleme lösen sollte: Die Rektozele sollte verkleinert und der innere Darmvorfall behoben werden. Da bei Susanne K. dieses doppelte Problem vorlag, wählte ich die laparoskopische Rektopexie (siehe Seite 110), um im besten Fall beide Veränderungen auf einmal zu beheben. Ich beschrieb ihr genau die operativen Schritte und besprach auch die Erfolgsaussichten nach dem Eingriff: bei optimaler Operation ungefähr 70 Prozent.

Susanne K. habe ich schließlich erfolgreich operiert. Die Beschwerden sind erfreulicherweise deutlich besser geworden. Sie selbst hat die Verbesserung mit 80 Prozent beschrieben und kann seitdem wieder ein weitgehend beschwerdefreies Leben führen.

Ernährung bei Verstopfung

Da die Ursachen einer chronischen Verstopfung vielfältig sein können, hängt der Erfolg einer Ernährungsumstellung von der Diagnose ab. Die Frage lautet also nicht „Was soll ich bei Verstopfung essen?“, sondern „Ist meine Ernährung für die Verstopfung verantwortlich?“ bzw. „Kann ich die Ursache meiner Verstopfung mit der Ernährung überhaupt beeinflussen?“ Wahllose, nicht ganzheitlich gedachte Empfehlungen sind nicht zielführend.

Die Auswertung eines Sieben-Tage-Ernährungs-Beschwerdeprotokolls ist die Basis der diätologischen Behandlung. Es gibt Aufschluss über die Art und die Menge der konsumierten Lebensmittel und Getränke und enthält darüber hinaus auch Angaben zu Beschwerden und Stuhlverhalten, Medikamenten, Nahrungsergänzungsmitteln und Abführmitteln. So können Wirkungen und Wechselwirkungen identifiziert werden. Das Ziel der Ernährungstherapie bei chronischer Verstopfung ist es, eine regelmäßige Darmentleerung durch Ernährungsumstellung zu unterstützen, um den Gebrauch von Abführmitteln nach Möglichkeit zu vermeiden.

Um den Stuhltransit zu beschleunigen bzw. die Darmpassagezeit zu verkürzen, eignen sich drei Maßnahmen:

- Erhöhung des Stuhlvolumens durch Ballaststoffe: Dadurch werden die Darmbewegungen, die sogenannte Peristaltik, beschleunigt.
- Senkung des Darm-pH-Werts: Ein niedriger pH-Wert im Darm durch milchsauer vergorene Lebensmittel stimuliert ebenfalls die Peristaltik.
- Erhöhung der Menge an Wasser im Darm

> Bei Verstopfung kann eine ballaststoffreiche Ernährung das Problem beheben helfen.

Ballaststoffe Ballaststoffe nehmen eine bedeutende Rolle in einer gesundheitsfördernden Ernährung ein. Bekannt sind sie vor allem im Zusammenhang mit einer regelmäßigen Verdauung. Essen Sie beispielsweise überwiegend Backwaren aus Auszugsmehl, also Brötchen, Kuchen oder geschältes Getreide wie weißen Reis, konsumieren Sie andererseits aber wenig ballaststoffreiches Getreide, Gemüse und Hülsenfrüchte, werden Sie sich schwertun, die empfohlenen 30 Gramm Ballaststoffe pro Tag zu erreichen. Wichtig ist, Menge und Qualität Ihrem Bedarf entsprechend zu definieren. Die Empfehlung heißt nicht, nie wieder ein Weißmehlbrötchen oder Kuchen zu essen, sondern täglich dafür zu sorgen, dass Sie ausreichend Ballaststoffe konsumieren.

Unlösliche und lösliche Ballaststoffe unterscheiden sich deutlich in ihrer Wirkung auf den Darm.

Ballaststoffe werden in zwei Gruppen unterteilt: in unlösliche und lösliche. Diese unterscheiden sich deutlich in ihrer Wirkung auf den Darm, auf die Darmflora und den Stoffwechsel. Für die Beschleunigung des Stuhltransits und für eine regelmäßige Verdauung sind vor allem die unlöslichen Ballaststoffe verantwortlich.

- **Unlösliche Ballaststoffe** wie Zellulose, Hemizellulosen und Lignine finden sich vor allem in Vollkornprodukten, Kleien von Weizen, Dinkel, Hafer und Hülsenfrüchten. Gemüse und Obst sind hingegen keine besonders gute Quelle für unlösliche Ballaststoffe. Die Eigenschaft von unlöslichen Ballaststoffen ist das hohe Wasserbindungsvermögen. Dadurch erhöht sich das Stuhlvolumen, was zu einer Erhöhung der Darmbewegung, einer Beschleunigung des Transits und einem leichteren Absetzen des Stuhls führt.
- Allgemein gilt: Je höher das Stuhlgewicht, desto kürzer die Transitzeit. Entsprechend beschleunigen Getreideballaststoffe, insbesondere Weizen-, Dinkel- und Haferkleie, die Transitzeit weit stärker als andere Ballaststoffe. Wenn Sie Kleien in Ihre Ernährung einbinden, dann vergessen Sie nicht, darauf ausreichend zu trinken. Die Trinkmenge pro Tag sollten ca. 1,5 bis zwei Liter ungesüßter Tee und Mineralwasser, am besten ein magnesiumreiches Wasser (siehe unten) sein.
- **Lösliche Ballaststoffe** wie Pektin kommen vor allem in Gemüse, Obst und der Samenschale von Lein- sowie Flohsamen vor.

Auch diese binden Wasser und bilden Gele, die dem Stuhl eine gute Gleitfähigkeit verleihen. Lösliche Ballaststoffe werden im Gegensatz zu den unlöslichen Ballaststoffen von den Darmbakterien fermentiert, das heißt abgebaut. Dabei verlieren sie ihre Wasserbindungsfähigkeit, und das Stuhlvolumen nimmt beim Durchlaufen des Dickdarms langsam wieder ab.
- Lösliche Ballaststoffe wirken im Gegensatz zu den unlöslichen präbiotisch, das heißt, sie fördern das Wachstum der Darmflora. Die dadurch entstehenden Abbauprodukte wie Essig- und Milchsäure sowie Kohlendioxid senken den Darm-pH-Wert, was wiederum die Darmtätigkeit anregt.

Ballaststoffe finden sich in Lebensmitteln pflanzlicher Herkunft, wobei die Gehalte je nach Quelle deutlich variieren:
- sehr hoher Gehalt: Weizenkleie (45 g/100 g), Dinkelkleie (44 g/100 g), Haferkleie (18 g/100 g)
- hoher Gehalt (>15 g/100 g): Hülsenfrüchte wie Bohnen, Linsen, Erbsen
- mittlerer Gehalt (6–15 g/100 g): Vollkornprodukte, Trockenfrüchte und Nüsse
- geringer Gehalt (< 6 g/100 g): stärkearmes Gemüse (z. B. Brokkoli) sowie Obst (z. B. Bananen)

Milchsauer vergorene Lebensmittel Milchprodukte wie Naturjoghurt, Buttermilch und Kefir sowie sauer vergorenes Gemüse, z. B. Sauerkraut und seine scharfe koreanische Variante Kimchi, beinhalten milchsäurebildende Bakterien. Die Milchsäurebakterien siedeln sich im Dickdarm an und fördern so einerseits das Wachstum der Darmflora, andererseits senken sie den Darm-pH-Wert. Der niedrige pH-Wert im Darm aktiviert die Darmbewegungen und folglich die Stuhlentleerung.

Erhöhung der Wassermenge im Darm Durch die Bindung an osmotisch aktive Substanzen verbleibt mehr Wasser im Stuhl. Dadurch kommt es zu einer Erhöhung des Wassergehalts im Stuhl. Harter Stuhl wird aufgeweicht, die Entleerung wird erleichtert. Als osmotisch aktive Substanzen wirken Milchzucker und Magnesium.

Milchsäurebildende Bakterien und Milchzucker fördern die Verdauung.

- **Milchzucker** (Laktose) hat bei einer die individuelle Verdauungskapazität überschreitende Zufuhr eine leicht abführende Wirkung, da der nicht gespaltene Milchzucker im Darm Wasser anzieht, den Stuhl anfeuchtet und so einen regelmäßigen Stuhlgang begünstigt. In der Pharmazie wird reine Laktose als Abführmittel eingesetzt.
- Ungeeignet ist Milchzucker, wenn Sie eine Laktoseintoleranz haben. In diesem Fall sollten Sie eine Diätologin oder einen Arzt aufsuchen.
- **Magnesium** ist ein essenzieller Mineralstoff. Essenziell deshalb, weil der menschliche Körper ihn nicht herstellen kann und wir, um einen Mangel zu vermeiden, auf seine Zufuhr durch Nahrung angewiesen sind. Dabei liegt die empfohlene tägliche Zufuhrmenge bei 200 bis 300 Milligramm. Bei höheren Dosen kann Magnesium nicht mehr in seinem ganzen Umfang in den Körperkreislauf aufgenommen werden und verbleibt im Darm.
- Durch die erhöhte Konzentration des Magnesiums im Darm wird vermehrt Wasser ins Darminnere gezogen. Dadurch verdünnt sich der gebildete Stuhl und es resultiert ein sehr weicher Stuhl. Trinken Sie Mineralwasser, überprüfen Sie das Etikett: Um als magnesiumreich eingestuft zu werden, muss das Mineralwasser mindestens 50 Milligramm Magnesium pro Liter Flüssigkeit aufweisen. Sie schlagen damit zwei Fliegen mit einer Klappe: Sie erhöhen Ihre Magnesiumzufuhr und Ihre tägliche Trinkmenge.

Wenn Sie mit diesen Empfehlungen Ihrer Verstopfung keine Verbesserung verschaffen können, sollte Sie einen Diätologen oder eine Ärztin zurate ziehen.

Mehr trinken Sie kennen vermutlich die Empfehlung, täglich viel Wasser zu trinken und sich ausreichend zu bewegen. Es ist aus verschiedensten medizinischen Gründen ratsam, ausreichend Wasser zu trinken. In Hinblick auf Verstopfung ist die Sachlage allerdings weit weniger klar. Es existiert nur eine geringe Anzahl an guten Studien zu diesem Thema, teilweise mit unterschiedlichen Ergebnissen. Eine große Umfrage unter über 80-jährigen Seniorenheimbewohnerinnen und -bewohnern kam zu dem Ergebnis, dass neben anderen Faktoren auch eine zu geringe Flüssigkeitsaufnahme mit Verstopfung in Verbindung steht. Ob das bei einer jüngeren Altersgruppe ebenfalls zutrifft und ob eine Erhöhung der Trinkmenge die Stuhlfrequenz tatsächlich erhöht, bleibt aber offen.

> Es ist aus verschiedensten medizinischen Gründen ratsam, täglich ausreichend Wasser zu trinken.

Generell ist die Änderung der Trinkmenge eine einfache Maßnahme und sollte zumindest versucht werden. Viele Menschen berichten mir davon, was sie trinken und welchen Einfluss das Trinken auf ihre Stuhlgewohnheiten hat. Der Kaffee oder warmes oder kaltes Wasser am Morgen kann dementsprechend den Darm positiv und effektiv beeinflussen. Dennoch hat bei manchen Menschen die Erhöhung der Flüssigkeitsmenge keinen durchschlagenden Erfolg.

Die richtige Toilettenhaltung

Eine Frage, die zunehmend in den Mittelpunkt rückt, ist unsere Haltung auf der Toilette. In den meisten Ländern Europas wird eine Sitztoilette verwendet. Fahren Sie hingegen in den Süden Europas oder nach Asien oder Afrika, werden Sie häufig noch Hocktoiletten oder sogenannte Plumpsklos vorfinden. Das ist für den bequemen Mitteleuropäer eine mühsame Umstellung. Diese

Toilette erfordert eine komplett andere Körperhaltung und ist am Anfang ungewohnt. Es stellt sich die Frage, welche Position die Stuhlentleerung erleichtert.

Diesem Thema wurde bisher zu wenig Beachtung geschenkt. Es gibt nur wenige Studien, die die unterschiedlichen Positionen, die wir Menschen auf der Toilette einnehmen, untersucht haben. Dabei wäre das ziemlich interessant, wenn man sich überlegt, dass sich durch das Hocken der Knick im Enddarm deutlich weiter öffnet und dadurch den Stuhlgang verbessert: In Ruhe besteht ein spitzerer Winkel, hervorgerufen durch den Zug des Schambein-Mastdarm-Muskels (Musculus puborectalis). Der Enddarm erfährt dadurch einen Knick. Kommt es zum Stuhlgang, entspannt sich der Puborektalis, der Zug nimmt ab und der Winkel wird größer. Der Enddarm nimmt eine gestreckte Form an.

Tatsächlich haben mehrere Studiengruppen herausgefunden, dass die hockende Position diesen Winkel vergrößert und der Enddarm damit gerader liegt.

Es gibt sogar Hinweise, dass die Veränderung der Haltung auch einen positiven Einfluss auf die Heilung von analen Krank-

Eine Haltungsänderung erleichtert durch den steileren Winkel den Stuhlgang.

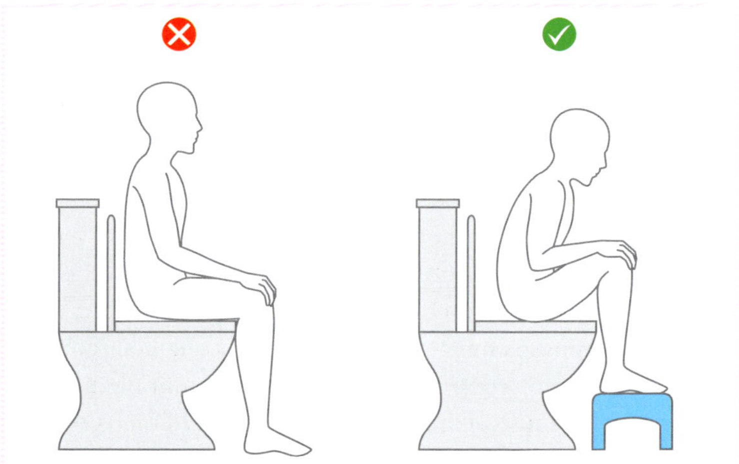

heiten hat, z. B. auf einen schmerzhaften Schleimhauteinriss im After. Das ist wahrscheinlich dadurch zu erklären, dass die Entleerung so leichter funktioniert und dadurch die Heilung des Einrisses begünstigt.

Was bedeutet das nun für uns Europäer im Alltag? Sollten wir zurück in die Hockposition? Ein radikaler Umstieg erscheint mir schwierig. Viele Menschen tun sich körperlich schwer damit, eine klassische Hockposition einzunehmen. Die Hockhaltung führt dann eher zu einer Verspannung und blockiert stärker die Entleerung. Eine moderate Änderung, ein Mittelweg wäre aber durchaus eine Überlegung wert. Sie könnten z. B. einen Hocker vor die Toilette stellen, um die Oberschenkel anzuheben. Das entspricht einer leichten Hockposition.

Eine wissenschaftliche Gruppe hat die „Denker-Position" als verbesserte Haltung auf der Toilette definiert und gezeigt, dass sie mit einer Erleichterung beim Stuhlgang verbunden ist. Die richtige Haltung auf der Toilette einzunehmen, kann also durchaus eine hilfreiche Maßnahme sein. Am besten, Sie probieren es selbst aus!

> Die richtige Haltung auf der Toilette einzunehmen, kann durchaus eine hilfreiche Maßnahme sein.

Abführmittel

Die Einnahme von Abführmitteln ist eine gängige Methode, um den Darm wieder in Schwung zu bringen. Meistens werden diese Medikamente dann empfohlen, wenn eine Ernährungs- und Lebensumstellung nicht die gewünschte Wirkung zeigt.

Abführmittel sind leicht zu erhalten, dementsprechend besteht die Gefahr, dass sie unkritisch eingenommen werden. Wichtig zu wissen: Abführmittel ist nicht gleich Abführmittel. Es gibt viele unterschiedliche Typen von Abführmitteln, die sich in ihrer Wirkungsweise voneinander unterscheiden. Auch besteht oft die Sorge, dass die regelmäßige Einnahme einen Gewöhnungseffekt auslöst und die Wirkung nach einer gewissen Zeit nachlässt. Sucht man nach Antworten in der wissenschaftli-

> Es gibt viele unterschiedliche Typen von Abführmitteln, die sich in ihrer Wirkungsweise voneinander unterscheiden.

chen Literatur, wird man auf kein befriedigendes Ergebnis stoßen. Fest steht: Bei einigen Abführmitteln ist eine länger anhaltende Verwendung möglich. Die Wirkung scheint mit der Zeit, so die Studienlage, nicht nachzulassen. Dennoch höre ich immer wieder von Patientinnen und Patienten, hauptsächlich von jenen mit schwerer Verstopfung, dass manche Abführmittel mit der Zeit weniger effektiv sind. Das könnte aber auch mit dem Fortschreiten der eigentlichen Ursache der Verstopfung zu tun haben.

In der Praxis ist es manchmal notwendig, verschiedene Abführmittelgruppen kombiniert einzunehmen. um eine ausreichende Darmentleerung zu ermöglichen. Eine leichte Variante von Abführmitteln sind Quellstoffe, die zu Beginn einer Verstopfung versucht werden können. Die Wirkung funktioniert so: Unter Wassereinnahme quellen sie im Darm auf und führen zu einer Zunahme des Stuhlvolumens. Das erhöhte Volumen wiederum dehnt die Darmwand und löst eine Darmbewegung aus. Es ist ratsam, zu den Quellstoffen ausreichend Flüssigkeit einzunehmen. Quellstoffe, die ohne Rezept erhältlich sind, sind z. B. Agar, Flohsamen oder Weizenkleie.

Abhängig davon, wie hartnäckig die Verstopfung ist, können auch stärkere Abführmittel verwendet werden. Es gibt beispielsweise die Gruppe der osmotischen Abführmittel. Sie funktionieren, indem sie Wasser binden und dadurch das Stuhlvolumen erhöhen. Die Folge ist letztlich wieder die Erhöhung der Darmaktivität. Bekannt sind Glaubersalz, Magnesium oder Bittersalz.

Zucker, die schwer vom Körper aufgenommen werden, z. B. Laktulose, gehören ebenfalls in die Gruppe der osmotischen Abführmittel. Die Wirkungsweise verläuft aber etwas unterschiedlich: Der Zucker, den Sie trinken, wird im Darm von der Darmflora vergoren und hebt den Säuregehalt. Dadurch wird Wasser zurückgehalten und der Stuhl aufgeweicht.

Möchte man eine schnelle Wirkung erzielen, könnten stimulierende Abführmittel versucht werden. Die Stimulation erfolgt durch einen Flüssigkeits- und Elektrolyteinstrom in den Darm. Durch die herbeigeführte Volumenzunahme kommt es zu einer Steigerung der Darmbewegung. Pflanzliche Substanzen, z. B. Senna, Aloe oder Rizinusöl und chemische Mittel wie Bisacodyl oder Natriumpicosulfat, können eine solche Wirkung auslösen.

Seit einigen Jahren gibt es ein Medikament, das entwickelt wurde, um die Darmaktivität zu unterstützen. Der Wirkstoff heißt Prucaloprid und ist ein Serotonin(5-HT4)-Rezeptoragonist. Serotonin ist ein Botenstoff, der unterschiedliche Wirkungen im Körper auslöst. Eine seiner Aufgaben ist es, an Rezeptoren („Anlegestellen") im Darm anzudocken. Das löst eine Kettenreaktion aus und führt unter anderem dazu, dass der Darm sich in Bewegung setzt. Ein Agonist unterstützt die Reaktion, ein Antagonist blockiert sie. Prucaloprid ist ein Agonist, der sich an denselben Rezeptor wie Serotonin bindet und damit die Darmaktivität erhöht.

Dieses Medikament ist derzeit nur in Europa verfügbar. Versagen alle herkömmlichen Abführmittel, kann dieses Medikament, dessen Wirksamkeit von Studien belegt wurde, verschrieben werden. Leider gibt es trotzdem Menschen, denen selbst ein solcher „Hammer" nicht ausreichend hilft. Dann muss man einen Schritt weitergehen.

Elektrische Reizung der Nerven

Auch bei schwerer Verstopfung bietet sich die elektrische Reizung der Nerven an: Über eine Akupunkturnadel oder eine Klebeelektrode wird im Bereich des Innenknöchels der Tibialisnerv in der Wade elektrisch gereizt (tibiale Neuromodulation). Die Reizleitung setzt sich dann in Richtung Beckennerven fort. Diese Therapie erfolgt zu Hause oder ambulant und wird über drei Monate durchgeführt.

Eine andere Möglichkeit besteht in der direkten Reizung der sakralen Nerven im Becken, Stichwort Darmschrittmacher. Hier ist allerdings eine kleine Operation notwendig. Dabei wird die Elektrode gezielt durch das Kreuzbein zu den Beckennerven gelegt (sakrale Neuromodulation).

Beide Verfahren haben einen besonderen Stellenwert in der Behandlung von Menschen mit unkontrolliertem Stuhlverlust. Es klingt daher paradox, dass bei einer schweren Verstopfung die Neuromodulation ebenso eingesetzt werden kann. Es ist aber tatsächlich so, dass einige Menschen mit einer Verstopfung von dieser Technik profitieren. Allerdings sprechen deutlich weniger Betroffene auf die Behandlung an als im Vergleich zu einer Stuhlinkontinenz. Leider zeigt die Erfahrung auch, dass zwar zu Beginn eine Verbesserung der Stuhlfrequenz oder der Entleerung zu erwarten ist, der Effekt aber oft nicht anhält. Es wird daher weiterhin die genaue Wirkung erforscht, um vor allem herausfinden, bei welchen Menschen die Neuromodulation einen langfristigen positiven Effekt hat.

Einige Menschen mit Verstopfung profitieren von der Technik der Neuromodulation.

Ich biete diese Therapie meinen Patientinnen und Patienten immer wieder an, vor allem dann, wenn herkömmliche Methoden keine Verbesserung gebracht haben. Führt die Reizung zu einem Erfolg, ist es erstaunlich, die Wirkung zu erleben, sei es, dass die Stuhlfrequenz zunimmt oder die Entleerung als leichter wahrgenommen wird.

Operative Dickdarmentfernung

Es gibt Menschen, deren Verstopfung so hartnäckig ist, dass kein Abführmittel eine Wirkung zeigt. Die Beschwerden, die mit der Verstopfung einhergehen, halten an und reduzieren die Lebensqualität enorm. Auch wenn diese Situation nicht so häufig vorkommt, sind die Betroffenen verzweifelt.

In diesem Fall stehen Arzt und Patient vor einer wichtigen Frage: Kann eine größere Operation Abhilfe schaffen? Die Operation, die für den trägen Darm infrage kommt, nennt sich Kolektomie. Gemeint ist damit, dass der gesamte Dickdarm entfernt wird. Der Dünndarm wird dann an den verbliebenen Enddarm genäht. Diese Verbindung kann von Hand genäht werden oder mithilfe eines maschinellen Klammernahtgerätes. Dieser Eingriff erfolgt mittlerweile meist laparoskopisch, also in der Schlüsselloch-Technik. Mit der Entfernung des Darms kann die Darmpassage schneller ablaufen und Beschwerden der Verstopfung rasch verbessert werden.

Diese Operation ist keine Kleinigkeit und muss gut überlegt werden. Gemeinsam mit der betroffenen Person müssen alle Vor- und Nachteile ausführlich und offen diskutiert werden. In der Fachliteratur schwanken die Erfolgsraten zwischen 30 und 100 Prozent. Es gibt aber auch Berichte von anderen Problemen, die nach diesem Eingriff auftreten können, z. B. einem Darmverschluss, bedingt durch Verwachsungen. Daher bin ich selbst sehr zurückhaltend mit dem Rat zu einer Dickdarmentfernung.

Ich hatte einen jungen, sehr verzweifelten Patienten, der mich sechs Monate lang mit dem Wunsch nach einer Dickdarmentfernung in meiner Praxis aufgesucht hatte. Sein Leiden hatte sich bereits über viele Jahre erstreckt, jede Therapie war ohne bleibenden Erfolg, sodass wir schließlich zu dem Punkt kamen, an dem eine wichtige Entscheidung zu treffen war: Soll eine Kolektomie erfolgen oder nicht? Der Patient selbst war sich klarer über die Sache als ich, denn so wollte er sein Leben nicht weiterleben. Wir besprachen den Eingriff mehrmals gemeinsam im Detail, dann wurde ein OP-Termin vereinbart. Eine operative Dickdarmentfernung sollte die absolute Ausnahme sein.

Meiner Meinung nach ist diese Operation eine absolute Ausnahme und sollte nur wenigen gut ausgewählten Patientinnen und Patienten vorbehalten sein.

DAS KÖNNEN SIE SELBST TUN

Welche Ursachen es für Beckenbodenbeschwerden gibt und wie Ihr Arzt Ihnen helfen kann, haben Sie in den vergangenen Kapiteln erfahren. Jetzt geht es darum, selbst aktiv zu werden. Es gibt vieles, was Sie selbst tun können, um Ihre Beckenbodenschwäche zu lindern. Von einer ausgewogenen Ernährung über ein gezieltes Beckenbodentraining bis hin zu Entspannungsmethoden: Mit all diesen Methoden können Sie erfolgreich Ihren Beschwerden entgegenwirken – es lohnt sich!

Gesunde Ernährung für den Beckenboden

Wenn Sie abnehmen, verringert sich der Bauchdruck auf die Muskeln und die Beckenbodensymptome verringern sich.

Übergewicht und Inkontinenz hängen – wie Sie inzwischen wissen – zusammen. Übergewicht ist schlecht für Blase und Darm, weil der Bauchinnenraum mit seinen Organen durchgehend auf den Beckenboden drückt und so die dortigen Muskeln schädigt. Je mehr überflüssige Pfunde Sie also auf die Waage bringen, desto mehr Druck muss der Beckenboden aushalten, und umso eher leiden Sie unter einer schwachen Blase oder einem unzuverlässigen Darm – Männer ebenso wie Frauen. Ein hohes Körpergewicht, vor allem um den Bauch herum, erhöht beispielsweise den Druck auf den Bauchraum, dadurch werden die Schließmuskeln der Blase und des Darmausgangs überbelastet, was eine Belastungsinkontinenz zur Folge haben kann. Wenn dieser Druck zu hoch ist, etwa wenn wir husten oder etwas Schweres tragen, können die Muskeln nicht mehr gegenhalten. Die gute Nachricht: Wenn Sie abnehmen, verringert sich der Bauchdruck auf die Muskeln und die Symptome verringern sich. Wenn Sie unter einer Beckenbodenschwäche leiden und übergewichtig sind, lohnt sich Abnehmen also auf jeden Fall.

In diesem Kapitel lernen Sie nicht nur die Grundzüge einer „beckenbodengesunden“ Ernährung kennen. Ich stelle Ihnen auch noch eine interessante Methode vor, die Sie auf dem Weg zum Wunschgewicht unterstützen kann – sie hat sich in meiner Praxis in den letzten Jahren sehr gut bewährt. Eine Ernährungsempfehlung ist nur so gut wie ihre Umsetzung in die Tat. Und das hat viel mit Verhaltensveränderung zu tun. Der oft zitierte „Schweinehund“ ist das Synonym für alte schlechte Gewohnheiten und Einstellungen, die an uns wie Kaugummi an der Schuhsohle kleben können. Wie Sie ihn überwinden, erkläre ich Ihnen in den folgenden Abschnitten.

Definieren Sie Ihr Gesundheits- und Gewichtsziel

Eine durch Ernährungsfachkräfte wie Diätologinnen, Diätologen oder spezialisierte Ärzte und Ärztinnen durchgeführte Ernährungsanamnese und -analyse ist eine gute Methode, um Ihre persönlichen Gesundheitsziele herauszufinden und entsprechende individuelle Ernährungsempfehlungen zu entwickeln. Dazu werden folgende Informationen zusammengetragen und bewertet:

- Ihre körperliche Ausgangssituation: Dazu gehört, wie groß Sie sind, wie viel Sie wiegen, wie Ihr Taille-Hüfte-Verhältnis (Apfel- oder Birnentyp) und wie hoch Ihr BMI ist.
- die Intensität Ihrer Beschwerden und mögliche andere Gesundheitsthemen
- eine Gegenüberstellung Ihrer Nährstoffbilanz, also des Bedarfs und der Zufuhr an Nährstoffen wie Eiweiß, Fett, Kohlenhydrate sowie Mikronährstoffen wie Vitamine und Mineralien mit dem Ziel, die Zufuhr an den Bedarf anzupassen.
- Ihre Ernährungsgewohnheiten: Bei welchen Lebensmitteln werden Sie schwach? In welchen Situationen essen Sie zu viel?

Auf der Basis dieser Erkenntnisse wird dann ein Ernährungsplan erstellt.

Verantwortung übernehmen

Eine professionelle Unterstützung in der Ernährungsumstellung trägt wesentlich dazu bei, dass Sie nicht nur abnehmen, sondern Ihr Gewicht danach auch halten können. Doch auch in Eigenregie können Sie etwas gegen Ihre überflüssigen Pfunde tun. Meist wissen Sie selbst ganz gut, warum Sie über die Jahre an Gewicht zugelegt haben oder warum es mit dem Abnehmen nicht klappt bzw. wenn, warum nur kurzfristig.

> Professionelle Unterstützung trägt wesentlich dazu bei, dass Sie nicht nur abnehmen, sondern Ihr Gewicht danach auch halten können.

Hier ein paar typische Beispiele aus meiner Praxis auf die Frage „Was ist mein größter Ernährungsfehler?“:

- „Ich esse einfach zu hastig und daher viel zu viel."
- „Wenn ich mit einem Stück Schokolade anfange, muss ich die ganze Tafel essen."
- „Ich kann mich einfach nicht zurückhalten."
- „Ich esse viel zu wenig Gemüse."
- „Ich nehme mir keine Zeit zum Kochen, daher esse ich meist Fertigprodukte oder bestelle etwas."
- „Seitdem ich so viel Bier trinke, habe ich zugenommen."
- „Früher habe ich regelmäßig Sport gemacht."

Sie sehen: Die Betroffenen müssten eigentlich „nur" das Gegenteil dessen tun, was sie als Ursache für ihr Gewichtsproblem annehmen. Wie kann das gelingen? Dazu hilft es, die eigenen Ernährungsmotive und Muster zu hinterfragen und darauf aufbauend verhaltensändernde Strategien zu entwickeln. Mehr dazu finden Sie im nächsten Abschnitt.

Um die Ursachen für das eigene Übergewicht genauer zu ergründen, sind auch folgende Fragen hilfreich:

- Was ist mein größter Ernährungsfehler, der sich mindestens viermal pro Woche wiederholt?
- Was ist das Erste, was ich an meiner Ernährung ändern müsste, damit ich mein Wunschgewicht leichter erreichen kann?
- Wie könnte eine Ernährungsumstellung aussehen, die ich problemlos täglich umsetzen könnte?
- Worauf kann ich gar nicht verzichten?
- In welchen Situationen bemerke ich, dass mein Essverhalten von Gefühlen gesteuert ist?

Mit diesen Fragen beschäftigen Sie sich üblicherweise im Rahmen einer professionellen Ernährungsberatung – es kann aber auch hilfreich sein, sich mit diesen Fragen zunächst alleine zu befassen. Probieren Sie es aus!

Verhaltenstherapie – hilft auch beim Abnehmen!

In den letzten Jahren hat die kognitive Verhaltenstherapie als begleitende Maßnahme in der Ernährungstherapie an Bedeutung gewonnen. Das mag Sie zunächst verwundern, vermutlich kennen Sie diesen Begriff aus der Psychologie und bringen ihn eher mit psychischen Erkrankungen in Verbindung. Doch die Art und Weise, wie wir denken, bestimmt, wie wir uns fühlen und uns verhalten bzw. wie wir handeln und wie wir körperlich reagieren. Und das gilt auch für unsere Essgewohnheiten.

Verhalten ist grundsätzlich alles, was wir tun oder nicht tun.

Verhalten ist grundsätzlich erst einmal alles, was wir tun. Sowohl Handlungen als auch bewusste Untätigkeit oder Nichthandeln sind Verhaltensweisen. Darüber hinaus kann die Art des Handelns sich positiv oder negativ auf das Fühlen auswirken. Unbemerkt handeln wir oft in einer Weise, die tatsächlich unsere negativen Gefühle verstärkt und sich in negativen Gedanken festsetzt.

Unser Verständnis der Welt beeinflusst unsere Gedanken, Gefühle und Verhaltensweisen – was sich wiederum auf unser Verständnis der Welt auswirkt.

Daher stehen im Mittelpunkt der kognitiven Verhaltenstherapie Einstellungen, Gedanken, Bewertungen und Überzeugungen wie auch das Verstehen von deren Wechselwirkungen.

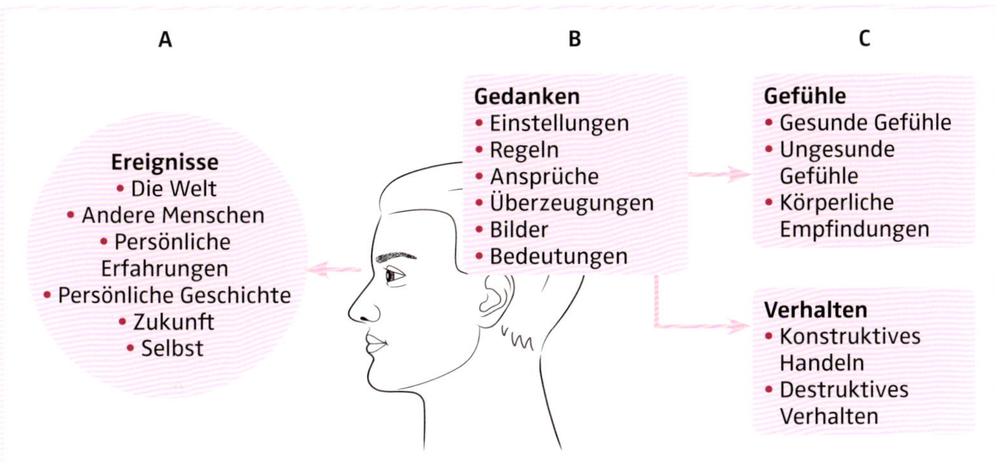

Wenn Sie Ihr Verhalten ändern möchten, beispielsweise, weil Sie erfolgreich abnehmen möchten, ist es nun Ihr Ziel, negative Einstellungen und Denkmuster abzubauen, die Ihnen wie eine Endlosschleife das Leben erschweren. Belastende Einstellungen sollen aufgedeckt und verändert werden und Sie dabei unterstützen, hilfreichere Gedanken zu entwickeln, um Ihr Verhalten zu ändern. Das übergeordnete Ziel ist, die eigene Problemlösungskompetenz zu verbessern, sodass künftig Probleme selber gelöst werden können.

Das ABC-Formular

Das ABC-Formular ist die Hauptmethode der kognitiven Verhaltenstherapie, Probleme zu formulieren oder darzustellen. Es wurde von Albert Ellis (1913–2007), einen amerikanischer Psychologen und dem Begründer der kognitiven Verhaltenstherapie, entwickelt. Hier ein Beispiel, das eine Endlosschleife in der Gewichtsreduktion aufzeigt.

A AUSLÖSENDES EREIGNIS	B GEDANKEN/ÜBERZEUGUNGEN	C EMOTIONALE UND VERHALTENSBEZOGENE KONSEQUENZEN
Die Erfahrung einer Gewichtszunahme nach einer Diät = Jo-Jo-Effekt	Ich bin disziplinlos. Ich habe versagt. Ich hätte nicht wieder zunehmen dürfen.	Gefühl: Schuld, Frustration, Depression Verhalten: Essanfall Entscheidung: Ich breche die Ernährungsumstellung ab. Diese Diät taugt nicht, ich warte auf eine neue.

Ein entscheidender Schritt in der Ernährungsberatung mit kognitiver Verhaltenstherapie ist, eine Verbindung zwischen Gedanken und Gefühlen, also zwischen B und C, herzustellen: Welcher Gedanke geht mir durch den Kopf? Welche Gefühle liegen diesem Gedanken zugrunde, oder: Welche Gefühle entwickeln sich aus meinen Gedanken?

Ein entscheidender Schritt ist es, eine Verbindung zwischen Gedanken und Gefühlen herzustellen.

Beginnen Sie damit, Ihr Gefühl zu benennen. Was fühlen Sie? Das können sein: Angst, Niedergeschlagenheit, Neid, Schuld, Verletztheit, Eifersucht oder Scham. Dann überlegen Sie, was Sie fühlen wollen. Welcher Gedanke kann Sie unterstützen, um dieses Gefühl zu fühlen?

Ein Beispiel:

- Ich bin eifersüchtig, weil meine Nachbarin bereits mehr abgenommen hat als ich, obwohl wir beide zur gleichen Zeit mit der Diät begonnen haben. Mein Gefühl dabei: Eifersucht, Missgunst.
- Was möchte ich fühlen? – Dass es mir egal ist, Gleichgültigkeit.
- Welcher Gedanke kann dieses Gefühl auslösen? – Jeder is(s)t anders. Ich bleibe in meinem Programm. Ich denke an mich und nicht an andere.
- Und vielleicht hat die Nachbarin gerade diese Gedanken und deshalb funktioniert es bei ihr gut.

Das Ziel der Methode ist es, emotional zu gesunden, sich konstruktiv zu verhalten und Selbsthilfe zu üben.

Gedanken aufschreiben

Das schriftliche Festhalten von Gedanken hat den großen Vorteil, dass Sie dadurch Gedanken als Annahmen, Theorien und Vorstellungen begreifen, anstatt ihnen den Status des absoluten Richtigen zuzuerkennen. Ihre Gedanken aufschreiben können Sie fast immer und überall. Werden Sie Ihre eigene Therapeutin, Ihr eigener Therapeut!

Das Dramadreieck

Das Dramadreieck ist ein weiterer Schlüssel für persönliche Erkenntnisse. Das Dramadreieck ist ein psychosoziales Modell aus der Transaktionsanalyse, das von Stephen Karpman entwickelt, von Eric Berne weitererforscht und von Roman Braun unter dem Begriff Trinergy® weiterentwickelt wurde.

Das Dramadreieck beschreibt ein grundlegendes Beziehungsmuster zwischen Personen, die darin abwechselnd die Rolle des Opfers, des Täters und des Retters übernehmen. Ein Beispiel:

1. Der Sohn schlägt ein anderes Kind in der Schule: Sohn = Täter
2. Die Mutter wird in die Schule zitiert und beschwert sich beim Vater: Mutter = Opfer
3. Der Vater schreit mit dem Sohn: Sohn = Opfer, Vater = Täter
4. Die Mutter stellt sich vor das Kind und maßregelt den Vater: Mutter = Täter, Vater = Opfer
5. Der Sohn bekommt einen Asthmaanfall und rettet die Situation: Sohn = Retter

Wer die Dramadynamik kennt, findet einen Weg aus den frustrierenden Versuchen einer Gewichtsreduktion.

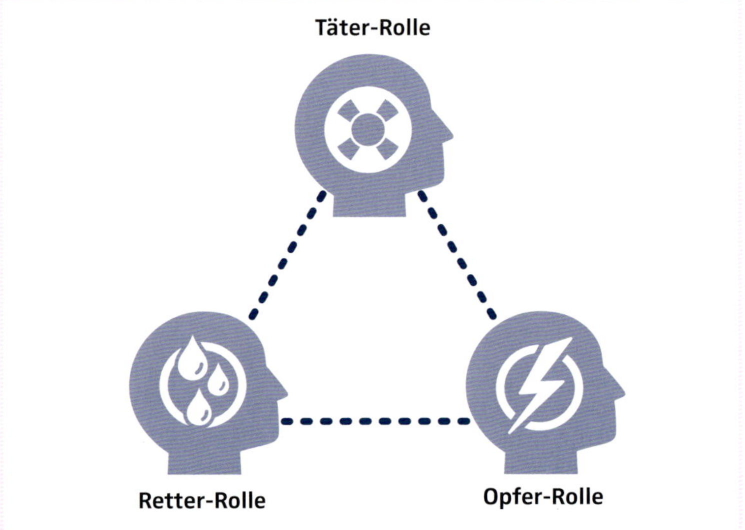

Solange die Beteiligten in diesen Rollen bleiben, gibt es nicht wirklich eine Lösung. Vielleicht hilft es kurzfristig, den Raum zu verlassen oder die Kommunikation einzustellen, aber in den meisten Fällen verharren die Menschen in ihren Rollen. Das Dramadreieck beschreibt eine destruktive Dynamik, die selbstverstärkend wirkt. Sie spielt sich ständig im Großen und Kleinen ab. Wir sind verstrickt, ohne etwas zu merken. Wir reagieren, ohne etwas zu verstehen.

Aber auch zwei Personen können die drei Rollen abwechselnd untereinander verteilen. Das Dramadreieck lässt sich sogar alleine spielen. Dann übernehmen einzelne Persönlichkeitsaspekte in einem inneren Dialog die drei Rollen.

> Drei, zwei oder sogar nur eine Person kann die drei Rollen im Drama-Dreieck abwechselnd übernehmen.

Wie Sie vielleicht schon am eigenen Leib erfahren mussten, haben vor allem übergewichtige Menschen Erfahrung mit wiederkehrenden frustrierenden Versuchen einer Gewichtsreduktion – hier ist es besonders wichtig, diese Dramadynamik zu verstehen, um einen Weg zu finden, sich ihr zu entziehen. Denn die destruktive Dynamik im inneren Dialog kann wesentlich den Erfolg einer Gewichtsreduktion gefährden, indem man sich als Versager fühlt, die eingelernten Rettungsaktionen abruft, um sich dann wieder mit Vorwürfen zu geißeln und sich noch mehr als Versager zu fühlen.

Wenn nicht drei unterschiedliche Personen diese Rollen einnehmen, sondern die unterschiedlichen Persönlichkeitsaspekte eines Menschen diese Positionen besetzen, ist es umso schwieriger, aus der „stillen“ Endlosschleife herauszukommen. So stellt sich die Frage: Wie kann ich aussteigen?

Versuchen Sie, die Dynamik zu verlangsamen, zu entschleunigen, versuchen Sie das Rad des Dramadreiecks anzuhalten und sich über Ihr Muster bewusst zu werden: In welcher Rolle bin ich da gerade? War die Antwort auf meine eingenommene Rolle in der Vergangenheit hilfreich? Bin ich gestärkt daraus hervorgegangen?

Um auf unser Beispiel aus dem ABC-Formular zurückzukommen: Ich habe mich disziplinlos und schwach gefühlt – Rolle des Opfers. War die Schokolade wirklich trostspendend? Konnte sie meinen schlechten Zustand ausgleichen? Habe ich mich danach besser gefühlt? In den meisten Fällen antworten Betroffene: „Nein, eigentlich nicht" oder „Ja, aber nur sehr kurz."

Am leichtesten fällt es Ihnen, wenn Sie sich schon vorher Gedanken dazu machen, was Ihrer Erfahrung nach passieren wird: Wie reagiere ich normalerweise, wenn ich so fühle? Was müsste ich fühlen, damit ich nicht so reagiere?

Während einer innerlichen Konfliktsituation ist es oftmals schwer, inhaltlich auszusteigen und mit Abstand auf das Geschehen zu schauen, aber genau das wäre eine hilfreiche Übung, um die Rolle und die eingelernten Reaktionen zu erkennen. Aus der Vogelperspektive können Sie sich leichter Gedanken dazu machen, wie Sie in zukünftigen Situationen weniger angreifend, weniger verteidigend oder weniger rettend agieren könnten und wollen. Verlangsamen Sie die Dramadynamik, um die Rolle, die Sie gerade einnehmen, benennen zu können. Was fühlen Sie und wie reagieren Sie üblicherweise? Was wollen Sie fühlen und wie wollen Sie reagieren? So lernen Sie nach und nach, Probleme selbst zu lösen.

Gewicht reduzieren mit einer ausgewogenen Ernährung

Sie haben nun eine Strategie kennengelernt, Ihr Essverhalten zu ergründen und neue Verhaltensweisen zu entwickeln. Dieser ernährungspsychologische Ansatz steht für „Warum esse ich das, was ich esse, zu einem bestimmten Zeitpunkt?" oder als Antwort auf einen bestimmten Gefühlszustand. Der ernährungsmedizinische (diätetische) Ansatz ist aber ebenso wichtig. Dieser beschäftigt sich mit „Was esse ich, um gezielt und langanhaltend abzunehmen?"

Übergewicht zu reduzieren, ist nicht nur bei Beckenbodenbeschwerden wichtig: Übergewicht ist für eine Reihe anderer Erkrankungen mitverantwortlich, darunter Bluthochdruck, Diabetes, Herz-Kreislauf-Erkrankungen, orthopädische Erkrankungen wie Arthrose und viele andere. Übergewicht mindert oft die Lebensqualität und das Wohlbefinden. Das muss nicht sein – nehmen Sie es selbst in die Hand, an diesen Risiken etwas zu ändern!

Übergewicht zu reduzieren, ist nicht nur bei Beckenbodenbeschwerden wichtig.

Welche Diätform ist die beste?

Um es kurz zu machen: Die Diät gibt es nicht. Es geht vielmehr darum, die Gewichtsabnahme langfristig zu sichern, um den sogenannten Jo-Jo-Effekt zu vermeiden, der die verlorenen Kilos wieder auf die Hüften schafft. Es bringt Ihnen nichts, kurzfristig durch radikale Maßnahmen abzunehmen und dann wieder zuzunehmen und letztendlich mehr Gewicht auf die Waage zu bringen, als Sie beim Start hatten. Was bei solchen Diätversuchen am Ende übrig bleibt, ist meist eine Abnahme wertvoller Muskelmasse, eine Vermehrung des Fettgewebes, viel Frustration und wenig Motivation für einen gesunden Lebensstil. Dagegen hilft auf Dauer nur eine Ernährungsumstellung, die in Ihr Leben passt, an Ihre Möglichkeiten und Gewohnheiten angepasst ist und die von einem gezielten Bewegungs- bzw. Sportverhalten ergänzt wird.

Mischkost

Eine fett- und zuckerreduzierte Mischkost mit einem hohen pflanzlichen Anteil und Ballaststoffen ist die Basis für eine erfolgreiche Gewichtsreduktion. Sie lesen hier fett- und zuckerreduziert und nicht fett- und zuckerfrei: Aktuelle Studien haben erneut bestätigt, dass diese Ernährungsform langfristig die besten Erfolge in der Gewichtsreduktion bringt.

Als Mischkost wird eine Ernährungsform bezeichnet, die pflanzliche und tierische Lebensmittel in einem abgestimmten Verhältnis entsprechend dem Bedarf enthält. Diese Lebensmittel sichern die Versorgung an lebensnotwenigen (= essenziellen) Nährstoffen wie Proteinen, Omega-3-Fettsäuren, Vitaminen, Mineralien und Spurenelementen. In der kalorienreduzierten Mischkost wird die pflanzliche Basis aus Gemüse, Obst, Kartoffeln, Hülsenfrüchten und Vollkornprodukten mit fettreduzierten tierischen Lebensmittel wie Magermilch- und Milchprodukten sowie mit fettarmen Fleisch- und Fischarten ergänzt. Durch das Einsparen an Fett und Zucker wie Haushaltszucker und Fruchtzucker werden weniger Kalorien zugeführt als verbraucht. Das führt zur Gewichtsabnahme. Verstärken können Sie diesen Effekt, wenn Sie den Verbrauch durch mehr Bewegung und gezielten Sport erhöhen.

Pflanzliche und tierische Lebensmittel in einem abgestimmten Verhältnis begünstigen die Gewichtsabnahme.

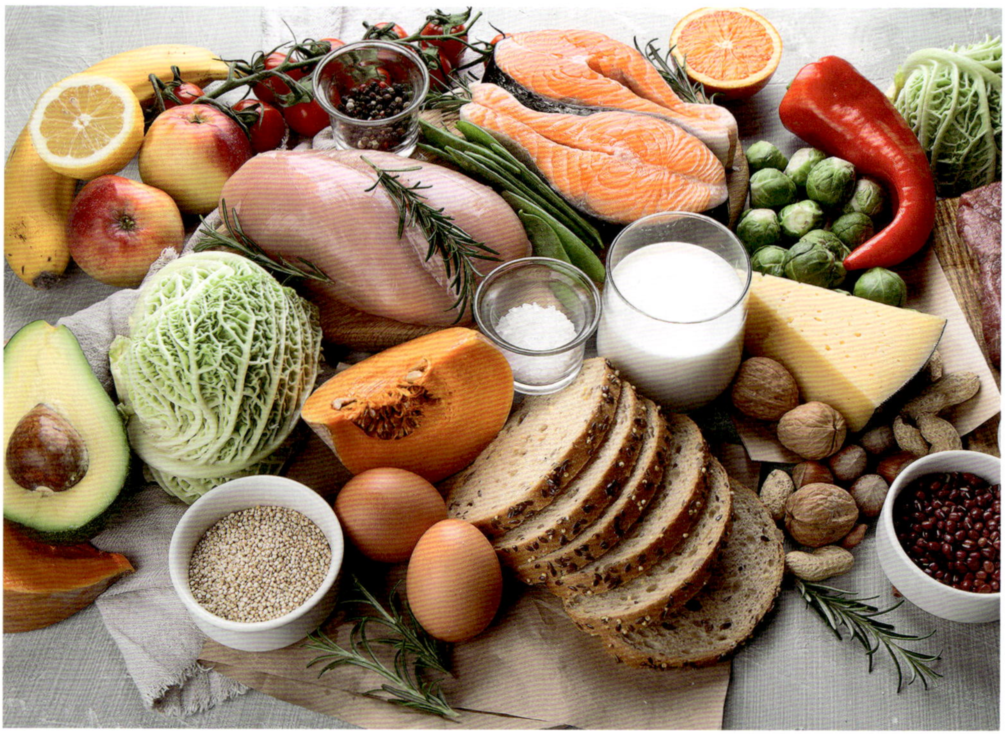

Wie Sie Ihre Ernährung umstellen

Die Ernährungsumstellung beginnt mit der Umstellung Ihres Einkaufsverhaltens, Ihres Mahlzeitenrhythmus und der Lebensmittelkomponenten auf Ihrem Teller sowie den Getränken.

> Einkaufsverhalten, Mahlzeitenrhythmus, Lebensmittelkomponenten und Getränke entscheiden über die Ernährungsumstellung.

Umstellung Ihres Einkaufsverhaltens Kaufen Sie so viel frische Lebensmittel wie möglich: Obst, Gemüse, frisches Brot, frisches Fleisch und Fisch, Eier, Milch und Naturmilchprodukte. Zur Herstellung von Gerichten kaufen Sie die Zutaten, also Mehl, Getreide, Öl usw., nicht das fertige Produkt wie Fertigteige, Fertiggerichte, Tiefkühlpizza. Um den Einkauf für die alltägliche Versorgung leichter zu gestalten, können diese Lebensmittel auch tiefgefroren eingekauft werden. Hingegen sollten in Ihrem Einkaufswagen wenige oder gar keine hochverarbeiteten Produkte, also Fertigprodukte, landen. Woran erkennen Sie diese? Wenn die Zutatenliste auf der Packung nicht enden möchte und Sie viele E-Nummern und Fremdwörter erkennen, die Sie nicht zuordnen können.

Umstellung Ihres Mahlzeitrhythmus Ein Drei-Mahlzeiten-Rhythmus wirkt sich günstig auf Ihre Energieversorgung über den Tag aus. Gönnen Sie Ihrem Verdauungstrakt und Ihrem Stoffwechsel zwischen den Mahlzeiten eine Pause. Seien Sie konsequent: Pause heißt tatsächlich, nichts zu essen und nicht „Am Nachmittag esse ich dann nichts Großes mehr, vielleicht nur noch einen Apfel, eine Rispe Weintrauben, manchmal noch eine Mandarine, aber das ist ja gesund."

Das gelegentliche Weglassen der Abendmahlzeit wie beim altbekannten „dinner cancelling" oder die Methode des 16:8-Fastens ermöglichen es, weitere Kalorien einzusparen und den Stoffwechsel über Nacht zu aktivieren.

Umstellung der Lebensmittelkomponenten auf Ihrem Teller Gestalten Sie Ihre Speisen nach einem Baukastensystem, das folgende Komponenten hat:

- erste Komponente: komplexe Kohlenhydrate aus Vollkorngetreide, Hülsenfrüchten, Vollkornbackwaren, Kartoffeln
- zweite Komponente: Eiweiß aus Milch- und Milchprodukten, Ei, Fisch, Fleisch, Hülsenfrüchte
- dritte Komponente: Gemüse, Obst, Kräuter
- vierte Komponente: Öl, Butter

„Frühstücken wie ein Kaiser, Mittagessen wie ein König, Abendessen wie ein Bettelmann."

Die ersten zwei Mahlzeiten des Tages (Frühstück und Mittagessen) sollten alle vier Komponenten beinhalten. Die letzte Mahlzeit des Tages gestalten Sie aus der zweiten und dritten Komponente und der sparsam verwendeten vierten Komponente, lassen aber die Kohlenhydrate weg. Erinnern Sie sich an die Volksweisheit: „Frühstücken wie ein Kaiser, Mittagessen wie ein König, Abendessen wie ein Bettelmann."

Umstellung Ihres Trinkverhaltens: Durstlöscher sind: Wasser, Zitronensaft, ungesüßter Tee und ungesüßter Kaffee, Alles andere ist wie Süßigkeiten als Ausnahme zu sehen.

„Healthy choice"

Das bedeutet ganz praktisch für Sie: Ihr Einkaufswagen sollte vorwiegend die folgenden Produkte enthalten. Die Anordnung der Liste entspricht auch der mengenmäßigen Gewichtung.

Gemüse viel frisches oder tiefgefrorenes unverarbeitetes Gemüse aller Art

Getreideprodukte Vollkornprodukte wie Vollkornbrot, Vollkornnudeln, Vollkornflocken, unterschiedliche Getreidekörner wie Gerste, Mais, Hirse, Hafer, Quinoa, Kamut, Grünkern, Amarant, Reis, Roggen, Dinkel, Weizen und deren Produkte wie Flocken, Nudeln, Gries, Mehl. Ich empfehle Ihnen, die

Getreidezufuhr facettenreich und vielfältig zu gestalten, da vor allem vergessene Sorten wie Gerste, Hafer, Grünkern besonders günstig für den Stoffwechsel sind. Zur Kohlenhydratzufuhr empfehle ich, kohlenhydrathaltige Lebensmittel wie Vollkorngetreidebeilagen und Vollkornbrot über den Tag wie ein V zu verteilen: morgens mehr, am Abend wenig oder gar keine.

Hülsenfrüchte Linsen, Bohnen, Kichererbsen, Kidneybohnen, Sojabohnen

Tierisches Eiweiß fettarme naturbelassene Milchprodukte, Ei, mageres Fleisch, Fisch, die abwechslungsreich in kleinen Mengen in den Alltag eingebaut werden

Obst Ich empfehle Obst morgens im Porridge oder im Müsli oder als Nachspeise.

Pflanzliches Eiweiß Nüsse, Hülsenfrüchte, Saaten wie Leinsamen, Sesam, Sonnenblumenkerne

Fette Olivenöl, Rapsöl, Leinöl, pflanzliche Margarine, Butter. Fett liefert pro Gramm doppelt so viele Kalorien wie Kohlenhydrate und Eiweiß. Gehen Sie einfach sparsam damit um: Kochuntensilien wie Dampfgarer, Schnellkochtopf, Anti-Haft-Pfannen usw. helfen dabei.

Getränke Trinken Sie über den Tag verteilt genug: mindestens zwei Liter Wasser, ungesüßte Früchte- oder Kräutertees, nicht mehr als zwei Tassen Kaffee, und vermeiden Sie wenn möglich Alkohol ganz. Auch Softdrinks sollten nicht in Ihrem Einkaufswagen landen.

Süßigkeiten Ab und zu ein Stück Schokolade oder eine kleine Portion Chips sind erlaubt. Um nicht zu viel zu essen, portionieren Sie sich die Packung und genießen Sie bewusst!

Wenn Sie einen Mahlzeitenrhythmus einhalten, der Ihnen ausreichend Sättigung und Verdauungspausen von mindestens vier Stunden zwischen den Mahlzeiten bringt, helfen Sie einer Gewichtsreduzierung zusätzlich auf die Sprünge.

Die besten Übungen für den Beckenboden

Der Beckenboden ist unsere tragende Mitte. Ununterbrochen sichert er das Gleichgewicht zwischen Halten und Entspannen. Ein geschwächter oder zu stark angespannter Beckenboden beeinflusst unser Wohlbefinden erheblich. Daher sollten Sie das Beckenbodentraining so in den Alltag integrieren, dass mit der Zeit der Alltag selbst zum Training für den Beckenboden wird. Es gilt, den Beckenboden zu aktivieren und in das muskuläre Gleichgewicht zu integrieren, um genügend Kraft, Energie und Grundspannung zu schaffen für die alltäglichen Belastungen wie Beruf, Hobby und Sport.

> Sie lernen Ihren Beckenboden so zu trainieren, dass er bei Belastung mit Aktivität antwortet, sich aber auch gut entspannen kann.

Dieses Kapitel gibt Ihnen die Möglichkeit, die eigene Körpermitte zu entdecken, wahrzunehmen und gezielt zu kräftigen. Sie lernen Ihren Beckenboden so zu trainieren, dass er bei Belastung mit Aktivität antwortet, sich zwischendurch aber auch gut entspannen kann. Der Beckenboden arbeitet eng mit dem Zwerchfell und den tiefliegenden Rumpfmuskeln zusammen, daher ist ein Training neben den positiven Effekten für Blase, Darm und Sexualität auch sehr gut zur Rückenschmerzprophylaxe geeignet.

Immer wieder werde ich im Rahmen meiner Vortragstätigkeit nach der besten Übung gefragt. Oft erlebe ich auch, dass Menschen nach ausführlichen Übungszetteln fragen. Dabei frage ich mich häufig – ist mehr wirklich mehr? Diese Frage kann ich nach 20 Jahren Berufserfahrung so beantworten: Die Übung, die am besten hilft, ist die, die auch wirklich durchgeführt wird.

Vor dem Training

Anamnese und Untersuchung

Für die physiotherapeutische Behandlung benötigen Sie eine Überweisung von Facharzt oder Hausärztin. Im Rahmen der Anamnese wird dann eine Evaluation durchgeführt, am besten mit dem sogenannten deutschen Beckenboden-Fragebogen. Dieser Fragebogen ist für viele Beschwerdebilder in den Bereichen Urologie, Proktologie und Gynäkologie geeignet. Für Männer adaptiert kann er auch vor und nach Prostataoperationen eingesetzt werden. Die Auswertung wird mittels Punktesystem durchgeführt. Der Fragebogen umfasst die Bereiche Blasenfunktion, Darmfunktion, Senkung (bei Frauen) und Sexualfunktion.

Viele Physiotherapeutinnen und Physiotherapeuten verwenden diesen Fragebogen sowie ein Blasen- und oder Stuhltagebuch. Daneben wird ein allgemeiner Befund erhoben, um unter anderem mögliche nervale Schwächen aufgrund von Wirbelsäulenproblemen usw. herauszufinden. Ein genauer Tastbefund am Beckenboden gibt schließlich Aufschluss über den muskulären Status. Diese Untersuchung kann je nach Beschwerden von einfachem Kontakt auf den knöchernen Begrenzungen des Beckenbodens bis hin zu vaginalen oder Tastuntersuchungen reichen, die allerdings nur Physiotherapeutinnen, die über eine zusätzliche Qualifikation verfügen, vorbehalten ist. Tasten von außen im bekleideten Zustand, z. B. mit Unterwäsche, ist aber immer ratsam und unterstützt die Wahrnehmung: Selbst hinzugreifen, ist ein wichtiger Zugang zum eigenen Beckenboden.

Geduld zahlt sich aus

Sicher stellen Sie sich die Frage, wie lange, wie oft oder wie viel Sie üben sollen, bis Ergebnisse zu erwarten sind. Zunächst kommt es darauf an, was Ihre Zielsetzung ist. Möchten Sie rein präventiv etwas Training integrieren, reichen drei- bis viermal die Woche ca. 15 Minuten Übungen aus, vor allem, wenn Sie die Übungen ab und zu mit in den Alltag einbauen können.

Wenn Ihr Beckenboden untertags ermüdet, z. B. nach Operationen, kann es sinnvoll sein, ihn mehrmals täglich durch Übungen zu unterstützen.

Wenn Ihr Beckenboden aber untertags ermüdet, z. B. auch nach Operationen, kann es sinnvoll sein, den Beckenboden mehrmals täglich durch Übungen wie den „Schwamm“ (Übung 1, siehe Seite 150) zu unterstützen, damit er wieder in seine ursprüngliche Balance kommt.

Manche Übungen sind aber auch gerade für den belasteten Alltag gedacht, z. B. die rasche Anspannung zur Reduktion des Dranggefühls (Übung 2, siehe Seite 151). Diese sogenannten Aufschubstrategien sind geeignet, wieder Selbstvertrauen zu erlangen. Nach und nach werden intensivere Dranggefühle durch Ablenkung hinausgezögert. Das haben Sie sicherlich auch schon erlebt, wenn etwas Ihre Aufmerksamkeit so gefesselt hat, dass Sie dabei ganz vergessen haben, dass Sie zuvor einen Druck in der Blase gespürt haben. Kindern passiert das oft, wenn sie z. B. intensiv mit Spielen beschäftigt sind.

Wenn den Beschwerden eine Schwäche zugrunde liegt, werden Sie bei regelmäßigem Üben zuerst eine Verbesserung der Koordination und dann einen Kraftzuwachs bemerken. Es gibt das Gerücht, dass nach einem Jahr keine Verbesserung mehr stattfindet. Das stimmt nicht: Natürlich sind die Effekte bei einem untrainierten Muskel am intensivsten, aber mit dem richtigen Reiz können die Muskelfasern immer wieder aufs Neue gefordert werden.

Wenn Sie den gewünschten Erfolg erreicht haben, können Sie das aktive Training reduzieren – optimalerweise ist es da schon ganz in Ihre Alltagsroutine übergegangen und wird automatisch von Ihrem Körper selbst übernommen.

Unterstützende Maßnahmen

Jede Art eines funktionellen Trainings, das ein Kraft- und Mobilitätstraining der Beine und des Beckens zum Inhalt hat, sowie Koordinations- und Gleichgewichtsübungen wirken sich positiv auf den Beckenboden aus. Regelmäßiges Spazieren bei mittlerer und leichter Aktivität kann also schon ein erster Start sein.

> Jede Art eines funktionellen Trainings sowie Koordinations- und Gleichgewichtsübungen wirken sich positiv auf den Beckenboden aus.

Zusätzlich ist das bewusste Erlernen einer Entspannungsmethode sehr effektiv: Damit kann eine 50- bis 70-prozentige Verbesserung der Beschwerden erreicht werden. Empfehlenswerte Methoden finden Sie im Abschnitt „Achtsamkeit" (siehe Seite 158), doch auch das autogene Training oder die progressive Muskelentspannung nach Jacobson sind geeignet. Es kann auch hilfreich sein, zu Hause den Beckenboden regelmäßig selbst zu massieren, um die Verspannungen dauerhaft zu regulieren. Alternativ kann auch mit Vibration die Wahrnehmung oder auch reflektorische Anspannung gefördert werden. Dazu kann von der Vibrationsplatte wie im Fitnessstudio vorhanden bis hin zu Massagestäben oder Liebeskugeln alles genutzt werden.

Mit dem Training starten

Wo ist der Beckenboden zu finden?

Der Beckenboden ist eine Muskelplatte, die Bauchraum und Becken abschließt. Die Beckenbodenmuskulatur sitzt zwei bis drei Zentimeter unter der Haut und verläuft vom Schambein bis zum Kreuzbein sowie zwischen den Sitzbeinhöckern und den unteren Schambeinästen. Die elastischen Muskelfasern verlaufen von vorne nach hinten sowie von der Seite zur Mitte und bilden dabei eine gitterartige Verschlussstruktur.

Der Aufbau des Beckenbodens

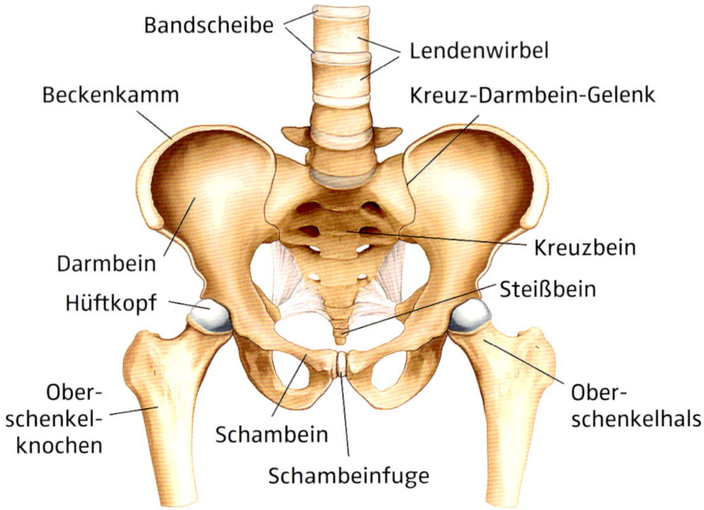

Der Beckenboden bildet den Abschluss des Bauchraumes und unterstützt die Organe des kleinen Beckens.

Der Beckenboden bildet den Abschluss des Bauchraumes und unterstützt die Organe des kleinen Beckens. Gemeinsam mit den Muskeln der Rumpfwand und dem Zwerchfell kommt ihm eine entscheidende Funktion für die Wirbelsäulenaufrichtung und Haltung zu. Er hat auch eine enge Verbindung zur Hüftmuskulatur, was die Beweglichkeit der Hüftgelenke und deren Stabilität maßgeblich mitbeeinflusst.

- Die Knochenpunkte können Sie selbst an Ihrem Körper ertasten. Versuchen Sie zunächst einmal, mit beiden Händen links und rechts den Beckenkamm (siehe Abbildung oben) zu ertasten. Diesen finden Sie, indem Sie von der Taille Richtung Becken hinunterrutschen. Wenn Sie diesen gefunden haben, wandern Sie entlang der gut durch die Haut tastbaren knöchernen Strukturen nach hinten Richtung Wirbelsäule.
- Wenn sich Ihre Hände treffen, sind Sie bei der oberen Kante des Kreuzbeins angelangt. Wenn Sie das Kreuzbein und Steiß-

bein entlangtasten, gelangen Sie zur hinteren Begrenzung des Beckenbodens (siehe Abbildung oben). Kehren Sie wieder zurück zum Beckenkamm und wandern Sie nun diesen entlang nach vorne. Dort gelangen Sie zum Schambeinknochen. Dahinter befindet sich die Blase. Für die Entleerung von Harn oder Stuhl kann die gitterförmige Muskulatur des Beckenbodens entspannen, bevor sie wieder in die Ausgangsstellung zurückkehrt, um den Verschluss zu sichern. Der Schambeinknochen bildet die vordere Begrenzung des Beckenbodens.
- Wenn Sie auf einem Stuhl sitzend das Becken vor und zurück oder von links nach rechts schaukeln, spüren Sie bestimmt Ihre Sitzbeinhöcker. Dies sind die seitlichen Begrenzungen des Beckenbodens. Sie können auch einmal mit den Händen auf beiden Seiten unter das Gesäß greifen, um diese zu ertasten.

> Die seitlichen Begrenzungen des Beckenbodens können Sie mit den Händen auf beiden Seiten unter dem Gesäß ertasten.

Aktivierung des Beckenbodens

Nachdem Sie die Abgrenzungen ertastet haben, starten Sie mit der Aktivierung. So erleben Sie den Beckenboden als dynamisches Muskelsystem und lernen seine Bewegungen wahrzunehmen.
- Nehmen Sie dazu auf einem Stuhl Platz. Rutschen Sie an die vordere Stuhlkante und achten Sie darauf, dass Ihre Füße Bodenkontakt haben. Dabei zeigen die Knie gerade nach vorne und haben gleich viel Abstand zueinander wie die Füße, ca. zwei Fäuste breit. Diese Position unterstützt die aufrechte Haltung und die Eigenaktivität des Beckenbodens, außerdem können Sie durch den Kontakt mit der Stuhlkante den Beckenboden durch den vermehrten Druck noch besser zuordnen. Um die Aufmerksamkeit noch zu steigern, können Sie auch ein kleines zusammengerolltes Handtuch oder ein Reissäckchen verwenden.
- Richten Sie sich auf, bis Sie bequem, aber aufrecht ohne anzulehnen sitzen. Schließen Sie die Augen, so fällt es leichter, sich gut auf die Vorgänge in Ihrem Inneren zu konzentrieren.

- Konzentrieren Sie sich zunächst auf Ihre Atmung. Spüren Sie, wie der Luftstrom bei der Einatmung nach unten fließt. Wie weit können Sie die Atembewegung spüren? Merken Sie, wie der Atem Ihren Bauch weit werden lässt und wie die Bauchdecke sich mit der Ausatmung wieder senkt? Legen Sie die Hand sanft auf den Unterbauch, um diese Bewegung noch besser zu spüren.
- Gehen Sie nun mit Ihrer Aufmerksamkeit zu Ihrem Beckenboden. Zuvor haben Sie die knöchernen Begrenzungen ertastet: Diese Vorstellung sollte Ihnen helfen, den Beckenboden und seine muskulären Anteile rasch im Geist abrufen zu können. Achten Sie darauf, welcher Bereich besonders leicht zu bemerken ist: Ist es der Bereich rund um die Harnröhre, den Damm oder die Afterregion?
- Versuchen Sie nun wahrzunehmen, ob sich auch der Beckenboden mit der Atmung mitbewegt. Vielleicht können Sie spüren, wie auch der Beckenboden mit der Einatmung weiter wird und sich mit der Ausatmung wieder zusammenzieht. Ein Reissäckchen kann hier ebenfalls hilfreich sein, denn Sie bekommen durch den Druck auf dem Schambereich eine zusätzliche Rückmeldung für die Wahrnehmung der Bewegung und Atmung.
- Versuchen Sie nun aktiv, diese Bewegung mitzumachen: mit der Einatmung den Beckenboden weiten, mit der Ausatmung in den Körper hineinziehen. Einatmen – entspannen, ausatmen – anspannen … „EEAA“ hilft als Eselsbrücke. Sollte es anfangs nicht gleich klappen, seien Sie nicht entmutigt. Die Übung ist trotzdem effektiv, und mit der Zeit werden Sie geübter, bis Sie den Beckenboden auch ganz unabhängig von der Atemphase anspannen können. Lassen Sie sich dafür Zeit.
- Haben Sie noch die Hand am Bauch liegen? Wenn ja: Was passiert, wenn Sie tiefer einatmen oder kräftig ausatmen oder sprechen, summen oder sich räuspern? Welche Bewegungen

können Sie am Unterbauch spüren? Merken Sie, dass Ihr Beckenboden sich bei diesen Aktivitäten mitbewegt? Wenn Sie möchten, überprüfen Sie dies mit Kontakt am Damm.

- Merken Sie einen Unterschied in der Wahrnehmung des Beckenbodens, wenn Sie den Oberkörper nach vorne lehnen? Gibt es einen Bereich des Beckenbodens, der so intensiver wahrzunehmen ist? Versuchen Sie das Gleiche mit einer Oberkörperrücklage. Welchen Bereich können Sie jetzt besser wahrnehmen?
- Wenn Sie genug ausprobiert haben, lassen Sie die Übung ausklingen. Spüren Sie noch einmal nach, wie Sie Ihren Beckenboden jetzt wahrnehmen. Nehmen Sie noch einen tiefen Atemzug, bevor Sie sich von der Übung lösen. Öffnen Sie die Augen und beginnen Sie, den Körper langsam zu bewegen.

Ein Reissäckchen ist übrigens rasch selbst gebastelt. Nehmen Sie dafür einen Waschlappen, befüllen es mit rohem Reis (ich empfehle hier lieber eine mittlere Füllung als zu viel) und nähen die Öffnung zu – fertig. Das Säckchen können Sie in der Mikrowelle erwärmen, um die Übung noch angenehmer zu gestalten, denn der zusätzliche Wärmereiz verstärkt die Wahrnehmung.

> Ein Reissäckchen basteln Sie rasch selbst aus einem Waschlappen und rohem Reis.

Das Training intensivieren

Der erste Schritt ist getan: Sie haben die Wahrnehmung des Beckenbodens in Ihren Fokus gerückt. Und wenn Sie ihn gut spüren können, können Sie ihn auch beeinflussen. Wie jeder Muskel bedarf auch der Beckenboden unterschiedlicher Übungen, um seine volle Einsatzfähigkeit ein Leben lang zu erhalten.

> Wenn Sie Ihren Beckenboden gut spüren können, können Sie ihn auch beeinflussen.

Jetzt folgen Übungen, die die Intensität der Anspannung steigern und den Beckenboden im Alltag erlebbar machen. So müssen Sie sich nicht extra Zeit freiräumen, sondern nutzen die Übungen zwischendurch, denn der Beckenboden ist ständig aktiv und trainiert selbstständig, wenn Sie ihn lassen.

Übung 1: Anspannung langsam

In dieser Übung lernen Sie, die Anspannung der Beckenbodenmuskulatur langsam zu steigern. Stellen Sie sich dazu einen frischen, saugkräftigen Schwamm in der Beckenhöhle vor. Die Muskulatur des gesamten Beckens legt sich wie eine Hand um den Schwamm. Es kann helfen, einen echten Schwamm in die Hand zu nehmen und ihn zusammenzudrücken, als würden Sie versuchen, das Wasser auszudrücken. Naturschwämme oder auch Badeschwämme sind gut geeignet. Der Beckenboden soll es dann mit dem Fantasieschwamm versuchen.

- Starten Sie in einer Position, die Ihnen angenehm erscheint. Da der Beckenboden im Liegen weniger Arbeit zu leisten hat, als wenn er gegen die Schwerkraft bestehen muss, reicht dieser Trick bereits, um das Training effektiver zu gestalten. Wenn Sie mit dieser Übung gut vertraut sind, können Sie versuchen, die Position zum Sitzen oder Stehen zu wechseln.
- Die „Beckenboden-Hand" hält nun den imaginierten Schwamm und drückt ihn während der Ausatmung langsam in den Bauchraum aufwärts aus. Bei der Einatmung lassen Sie den Schwamm ebenso langsam wieder in seine Ursprungsform zurückkehren. Das bedarf kaum einer Anstrengung und ist für die gute Zusammenarbeit aller Strukturen genauso wichtig, wie anspannen zu können. Eine verspannte Muskulatur kann zu Schmerzen und Beschwerden mit dem Halten oder Absetzen von Harn und Stuhl führen.
- Zum Entspannen zwischen den Übungen oder auch untertags können Sie liegende Positionen nutzen. Für den besonderen Erholungskick eignen sich alle Positionen, wo der Beckenboden sogar von der Schwerkraft nach innen gezogen wird: Je nach Trainingszustand können das eine einfache Unterstützung mittels Polster unter dem Becken in Rückenlage sein, aufgestützte Positionen auf den Knien und Ellbogen oder sogar Hand- und Kopfstand.

- Führen Sie die Anspannung durch, bis Sie ein Nachlassen der Intensität merken oder die Konzentration nachlässt. Mit zunehmender Erfahrung können Sie den Schwamm immer fester ausdrücken.

Übung 2: Anspannung schnell

Bisher haben Sie die Beckenbodenmuskeln langsam zusammengezogen. Jetzt versuchen Sie das Tempo der Anspannung bei gleichbleibender Intensität zu erhöhen, um für Fälle wie Husten oder Niesen gerüstet zu sein.

- Versuchen Sie, im Sekundentakt abwechselnd eine An- und Entspannung durchzuführen. Achten Sie dabei wie in der vorherigen Übung auf eine gute Entspannung. Bei dem erhöhten Tempo kommt es vor, dass der Beckenboden schummeln will und zwischendurch in Anspannung bleibt oder ein übertriebenes Entspannen durch Pressen entsteht.
- Wie oft schaffen Sie's? Drei Runden à zehn Mal wären meine Empfehlung. Überprüfen Sie sich selbst und betrachten Sie sich im Handspiegel: Bei richtiger Durchführung wird bei der Anspannung eine leichte Einwärtsbewegung des Dammes sichtbar.

Übung 3: Den Druck abfangen

Bei reaktionsarmer, kraftloser Beckenbodenmuskulatur entscheidet die Körperhaltung über Kontinenz oder Inkontinenz während des Hustens bzw. Niesens, daher: Aktivieren Sie die schnelle Verschlussmuskulatur der Blase!

> Aktivieren Sie die schnelle Verschlussmuskulatur der Blase, um Kontinenzprobleme zu vermeiden.

Die gebeugte Wirbelsäule während des Hustenvorgangs setzt die natürlichen Kontinenzmechanismen außer Kraft. Ein Mensch mit gesundem Beckenboden spürt nichts davon, denn dieser ist ausreichend reaktionsfähig, um dabei den Urin zu behalten. Wenn diese Kompensation aber nachlässt, wird versucht, den Druck auf den Beckenboden abzufangen, z. B. durch das Verschränken der Beine. Bei dieser „unfunktionellen" Hustenhaltung wird der Beckenboden permanent fehlbelastet, bis zu dem Zeitpunkt, in dem die Beckenbodenmuskulatur nicht mehr in der Lage ist, die Kontinenz zu garantieren.

Machen Sie einen Selbsttest: Räuspern oder auch die betonte Aussprache von Explosivlauten wie t, p, k (etwa in „fiT", „PoP", „hoPP") sollte Ihren Beckenboden und Rumpf animieren, aktiv zu spannen, vergleichbar mit dem Springen und Zurückfedern auf einem Trampolin. Sollte das nicht gelingen, empfehle ich: Vor jeder Druckerhöhung im Bauchraum (z. B. Husten, Heben, Tragen) wird der Beckenboden aktiv nach innen angehoben.

Sie können sich auch vorstellen, ein imaginäres Reiskorn hochzuziehen und zu halten. Dies reduziert die Druckwelle, die durch die Bewegung am Beckenboden ankommen würde. Zusätzlich kann für das Niesen und Husten noch der Kopf gemeinsam mit dem Brustkorb zur Seite gedreht werden, um die Wirkung zu verstärken – indem Sie sozusagen in die Ellenbeuge husten. Es handelt sich dabei allerdings nur um eine Kompensation und kein aktives Training.

Tipp: Bei Lungenerkrankungen ist oft eine Sekretmobilisation notwendig. Dabei ist manchmal auch schnelles Ausatmen notwendig, was vor allem Frauen oft Schwierigkeiten mit der Kontinenz bereitet. Hierbei ist es hilfreich, wenn Sie währenddessen ein Handtuch zusammenrollen und sich längs auf daraufsetzen. Dadurch entsteht ein Druck von unten auf den Beckenboden und unterstützt diesen.

Übung 4: Den Beckenboden entlasten

In dieser Übung lernen Sie das Spüren und nehmen den Einfluss der Körperhaltung und der Atmung auf den Beckenboden wahr.

Oft treten Beschwerden z. B. nach Hüftverletzungen oder Stürzen auf; ein Zusammenhang scheint hier zunächst nicht sichtbar. Allerdings ist der Beckenboden eng mit den „Nachbarn" Becken, Hüften und Rumpfmuskeln verbunden. Dadurch macht es Sinn, beim Training auch die umliegende Muskulatur zu berücksichtigen. In der Therapie vergleiche ich gern mit einem Bild und dem passenden Rahmen. Wenn ich ein schönes Bild (= Beckenboden) habe und der Rahmen (= Beckenring oder Wirbelsäule) verzogen ist, kann das gemeinsam nur eine geringere Wirkung erzielen.

- Suchen Sie sich eine bequeme Position in Rückenlage aus. Achten Sie auf Ihre Atmung und deren Einfluss auf die Beckenbodenmuskulatur. Gibt es einen Unterschied, wenn Sie die Position der Beine ändern? So können Sie gut das testen:
- Stellen Sie beide Beine an (Knie und Füße stehen ungefähr hüftgelenkbreit) und führen Sie eine Anspannung durch. Dann stellen Sie die Beine in eine X-Beinhaltung (Knie zusammen, Füße auseinander) und spannen wieder an. Zuletzt probieren Sie eine O-Beinstellung (Füße zusammen und Knie weit auseinander). Vergleichen Sie die drei Positionen: Gibt es einen Unterschied? Oft ist spürbar, dass die Beinachse, also die Haltung der Beine eine unterschiedliche Wirkung auf einzelne Abschnitte im Beckenboden hat. Daher werden die Beine gern gekreuzt, wenn z. B. der Harndrang zu intensiv wird oder man husten muss.

> Die Haltung der Beine hat eine unterschiedliche Wirkung auf einzelne Abschnitte im Beckenboden.

Übung 5: Aufstehen

Diese Übung kann unkompliziert im Alltag ausgeführt werden, gerade wenn die Beschwerden im Zusammenhang mit einer steigenden Belastung im Bauchraum einhergehen, z. B. husten, lachen, springen, laufen oder etwas vom Boden aufheben.

Machen Sie ein Experiment: Stehen Sie vom Sessel auf und setzen Sie sich hin wieder hin. Dabei beachten Sie, was Ihr Beckenboden macht. Haben Sie etwas bemerken können?

Wenn der Beckenboden optimal arbeitet, sollte er bei der Lageveränderung automatisch eine angepasste Anspannung durchführen, ohne Ihre bewusste Einmischung. Diese Anpassung passiert bei jeder Bewegung. Wenn sie ausbleibt, bemerkt man erst beim Ankommen der Druckwelle am Beckenboden, dass hier die Spannung fehlt. Dies kann im schlechtesten Fall sogar zum Verlust von Harn oder Winden/Stuhl führen.

- Sie können das mit jeder Bewegung, z. B. in die Hocke gehen und wieder aufstehen, ins Auto einsteigen usw. überprüfen. Am besten eignet sich das Aufstehen nach der Entleerung auf der Toilette, um regelmäßig ohne großen Aufwand diese Übung durchzuführen. Sie ist auch hilfreich, wenn sich auf der WC-Brille regelmäßig Tropfen wiederfinden oder das Gefühl der unvollständigen Entleerung der Blase besteht.
- Sie können dazu die Vorstellung eines vollen Gurkenglases nutzen: Wenn es nicht korrekt zugeschraubt ist und mit dem Deckel nach unten steht, wird es mit hoher Wahrscheinlichkeit ausrinnen. Also sollte es gut verschraubt sein. Auf den Beckenboden übertragen ist gemeint, nach der Lockerung für die Entleerung wieder in ein stabiles Gleichgewicht zu gelangen. Hier kann es helfen, einmal eine Anspannung durchzuführen – sozusagen zuzuschrauben.

Übung 6: Den Rumpf stärken

Vielleicht ist Ihnen schon aufgefallen, dass bei einer zunehmend intensiveren Anspannung des Beckenbodens auch die innerste Bauchmuskulatur beginnt anzuspannen. In der Physiotherapie sprechen wir von der Rumpfkapsel und meinen damit das Zusammenspiel von Bauch- und Rückenmuskeln sowie Beckenboden und Zwerchfell. Diese Strukturen unterstützen einander und bilden so einen wertvollen Teil der Kontinenzsicherung.

> Bei einer intensiveren Anspannung des Beckenbodens beginnt auch die innerste Bauchmuskulatur anzuspannen.

- Sie können in Rückenlage starten oder sitzen. Für eine bessere „Rumpfkapselspannung“ stellen Sie sich vor, Ihre Muskeln werden durch ein Mieder unterstützt. Legen Sie eine Hand auf den Bauch unterhalb des Bauchnabels. Ziehen Sie jetzt bei der Ausatmung den Unterbauch und gleichzeitig die Taille kurz zusammen. Bei der Einatmung lösen Sie die Spannung wieder auf. Meist ist gut spürbar, dass der Beckenboden mitarbeitet. Indem Sie noch zusätzlich langsam gegen die leicht gespitzten Lippen auf „ffffffff“ ausatmen, kann der Effekt noch verstärkt werden.
- Steigern Sie sich selbst, indem Sie die Übung in verschiedenen Positionen, z. B. in Rückenlage, im Sitzen oder auf Knie und Ellenbogen gestützt durchführen. Halten Sie diese Spannung über einige Atemzüge hinweg aufrecht. Dabei wird die Einatmung weniger intensiv, versuchen Sie jedoch weiterhin, nach unten Richtung Becken zu atmen.

Übung 7: Variationsmöglichkeiten

Da das Training über einen längeren Zeitraum durchgeführt werden sollte, macht es Sinn, ab und zu neue Reize zu setzen, um Fortschritte zu machen. Grundsätzlich bleibt der Grundgedanke, den Beckenboden zusammenziehen und nach innen zu heben, aber jetzt setzen Sie einen unterschiedlichen Fokus. Sie können die Variationen im Liegen, Sitzen, oder Stehen machen.

> Setzen Sie von Zeit zu Zeit neue Reize, um Fortschritte zu machen.

„Schiebetür" Bei Übung 1 wurden alle Beckenbodenanteile gleichermaßen nach innen und zusammengezogen. Sie können die Bereiche Ihres Beckenbodens aber auch isolierter ansprechen: Versuchen Sie, während der Ausatmung die Schambeinäste sanft zusammenzuziehen, als wären sie die Flügel einer Schiebetüre. Bei der Einatmung kehren Sie wieder zum Ausgangspunkt zurück. Bei den nächsten Versuchen halten Sie die Spannung über einige Atemzüge hinweg aufrecht. Sie werden bemerken, dass sich die Anspannung mehr im vorderen Anteil aufbaut.

„Steißbein zum Schambein" Alternativ können Sie versuchen, das Steißbein bei der Ausatmung nach vorn zum Schambein zu ziehen. Bei der Einatmung lösen Sie die Spannung auf. Halten Sie das Steißbein-„Schwänzchen" für einige Sekunden eingezogen und atmen Sie dabei weiter. Diese Übung wirkt besonders auf die Verschlussstrukturen des Darmes und kann helfen, gemeinsam mit der kreisrunden Schließmuskulatur einen zu intensiven Stuhldrang zu bewältigen.

„Lift" Eine weitere Variante ist die Lift-Übung. Sie stellen sich vor, der Beckenboden ist ein Aufzug. Sie haben nun den Auftrag „Türe schließt und Lift fährt in den ersten, zweiten, dritten Stock und wieder zurück ins Erdgeschoss". Erfahrungsgemäß wird über die Lift-Übung die Spannungsintensität und die Entspannung gut wahrgenommen: Nicht immer brauchen Sie die Maximalspannung, und das ist über die „Stockwerke" gut erfahrbar.

Das WC als Übungsort

Wenn Sie sich schwertun, die Übungen durchzuführen, können Sie auch die Zeit auf der Toilette zu einem gewissen Grad als Übung nutzen. Gerade bei Beschwerden, die mit einem schnell wiederkehrenden Dranggefühl nach einer Entleerung oder dem Gefühl einer unvollständigen Entleerung einhergehen, kann es von Nutzen sein, nach erfolgreicher Entleerung den Beckenboden einmal kräftig anzuspannen.

Setzen Sie sich hin und entspannen Sie sich. Eventuell können Sie die natürliche Entleerung durch eine erhöhte Hüftbeugung unterstützen und tiefe Bauchatmung begünstigen. Mehr zu einer förderlichen Sitzhaltung auf der Toilette finden Sie auf Seite 119. Nehmen Sie sich Zeit, Ihren Beckenboden zu spüren. Bereitgelegte Bücher und Zeitschriften laden ein, länger sitzen zu bleiben, und durch die Ablenkung kann auf Pressen verzichtet werden – oft hilft einfach Geduld.

Auch beim Gefühl der unvollständigen Entleerung ist es ratsam, auf ein Nachpressen zu verzichten und lieber dem Körper die Zeit zu geben, nochmals aus eigener Kraft zu entleeren. Hilfreich können dabei ein Beckenkippen oder eine Oberkörperverlagerung sein. Bei Bedarf entleeren Sie ein zweites Mal und verschließen am Ende aktiv.

Übrigens: Für eine lebenslange Blasengesundheit ist es auch wichtig, nicht immer bei der kleinsten Menge zu entleeren, weil das kontinenzsichernde System sonst keine Aufgaben hat und abbaut. Wichtig zu wissen: Wenn die Blase den ersten Drang meldet, ist sie meist erst zu einem Drittel gefüllt. Daher ist es nicht zwingend notwendig, immer sofort eine Entleerung zu starten. Durch eine kräftige Anspannung kann eine überaktive drängende Blase beruhigt werden. Auch Druck von außen auf die Klitoris oder die Penisspitze helfen. Trippeln oder auch nur das Gewicht in Richtung Zehen zu verlagern, erhöht die Beckenbodenspannung und ist etwas diskreter. Alternativ kann auch ein imaginäres Bonbon gelutscht oder mit der Zunge auf den Gaumen gedrückt werden, um den Drang zu reduzieren.

> Für eine lebenslange Blasengesundheit ist es wichtig, nicht immer bei der kleinsten Menge zu entleeren.

Achtsamkeit bei Schmerzen und Beschwerden

Achtsamkeit als Geisteshaltung

Über Beckenbodenbeschwerden redet niemand gern. Selbst der Weg zur Ärztin oder zum Arzt ist für viele Menschen mit Scham verbunden und wird oft über Jahre vermieden. Die Situation ist mitunter so belastend, dass sie zum sozialen Rückzug führt. Doch auch wenn der Schritt gemacht wurde, sich zu öffnen, bleiben die Schmerzen oft zunächst bestehen. Und auch der chronische Schmerz belastet, nicht nur körperlich, sondern auch seelisch.

In diesem Kapitel lernen Sie eine Methode kennen, um besser mit Schmerz umzugehen. Es ist durchaus möglich, eine „Schmerzkompetenz" zu erlangen und dabei wertvolle Ressourcen zu entdecken und zu stärken. Durch eine Achtsamkeitspraxis und die Entwicklung einer wohlwollenden und mitfühlenden Haltung sich selbst gegenüber lernen Sie, Ihr Leiden auf eine andere Art zu betrachten und damit besser umzugehen. Das kann der erste Schritt zu einer erfolgreichen Behandlung sein.

Was ist Achtsamkeit?

Achtsamkeit ist ein Thema, das heute in aller Munde ist. Aber was bedeutet sie konkret? Achtsamkeit heißt, im Hier und Jetzt zu sein. Körperlich ist das kein Problem, auf der geistigen Ebene sieht es aber anders aus. Ganz im Moment zu sein ist für die meisten Menschen kein Normalzustand. Entweder hängen wir mit den Gedanken in der Vergangenheit fest oder sind voller Sorgen, was die Zukunft betrifft. Das tun wir, weil wir hoffen, dass sich irgendwann ein zufriedener Zustand einstellen wird – wir sind unzufrieden mit der momentanen Situation, weil wir sie permanent mit der Vergangenheit oder der Zukunft vergleichen. Ein achtsamer Mensch hingegen achtet auf den Moment, ohne ihn zu bewerten. Achtsam sein bedeutet, dieses Bewerten sein zu lassen und sich auf etwas zu konzentrieren, was nichts mit „Denken“ zu tun hat. Eine einfache Übung dazu ist, sich auf den eigenen Atem zu konzentrieren und dadurch Distanz zu den Gedanken zu schaffen.

Auch die Wissenschaft weiß mittlerweile, dass mit Achtsamkeit – oft auch Achtsamkeitsmeditation genannt – das Wohlbefinden gesteigert werden kann. Die positive Wirkung lässt sich mit einem Bild beschreiben: Stellen Sie sich vor, Sie gehen auf einen Berg und schauen von dort hinunter ins Tal. Dort oben sind Sie in einer Position, die dem Alltag enthoben ist, und können alles unbeteiligter betrachten. Diese „Helikopterperspektive“ hilft, sich weniger mit den eigenen Gefühlen und Gedanken zu identifizieren. Der Abstand lässt nach und nach ein Vertrauen

Achtsamkeit heißt, körperlich und geistig im Hier und Jetzt sein.

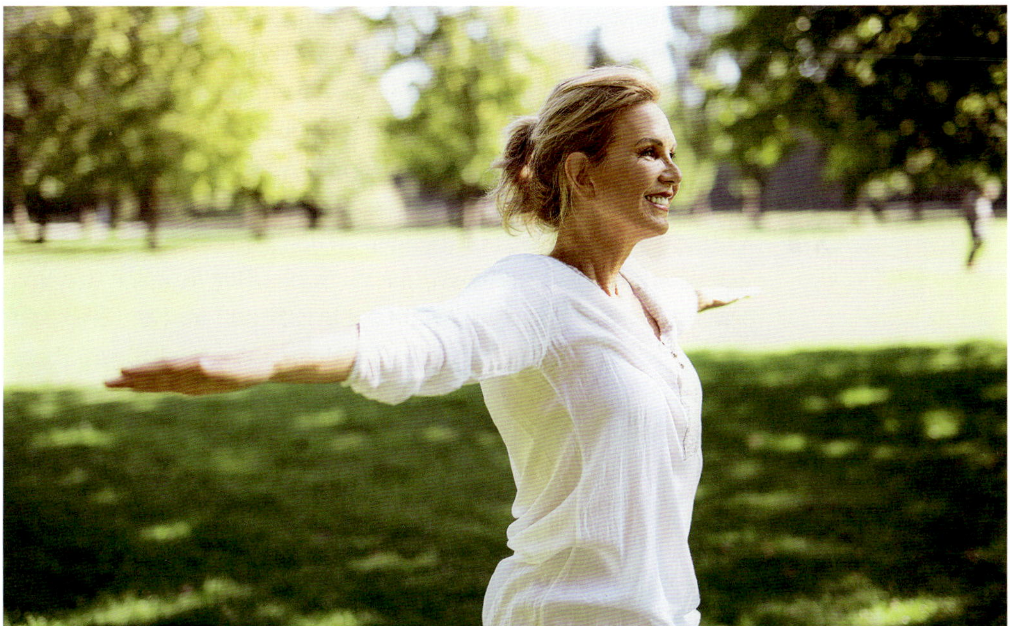

darauf wachsen, innere Dramen aufzulösen, indem man nicht auf die entsprechenden negativen Gedanken eingeht. So kann es langfristig gelingen, mehr Zufriedenheit und Lebensfreude zu erreichen.

Das Konzept der Achtsamkeit stammt ursprünglich aus dem Buddhismus, in dem Meditation eine große Rolle spielt. Ohne Achtsamkeit ist keine Meditation möglich. Das heißt aber nicht, dass Sie Achtsamkeit nur übers Meditieren erlangen können: Mittlerweile haben sich Methoden entwickelt, die ohne philosophisch-religiösen Überbau der westlichen Welt angepasst sind.

Das Achtsamkeitstraining MBSR

Der Molekularbiologe Jon Kabat-Zinn gilt als Vater der modernen Achtsamkeitspraxis im Westen. Kabat-Zinn lehrte an der University of Massachusetts und entwickelte dort Ende der 1970er-Jahre die Methode MBSR (Mindfulness-Based Stress Reduction), die Achtsamkeitsbasierte Stressreduktion. Interessanterweise diente die Methode ursprünglich als Hilfe für chronische Schmerzpatienten. Klinische Studien konnten positive Wirkungen von MBSR-Kursen bei der Behandlung von chronischen Schmerzzuständen, häufigen Infektionskrankheiten, Ängsten oder Panikattacken, Depressionen, Hauterkrankungen, Schlafstörungen, Kopfschmerzen und Migräne, Magenproblemen und Burnout nachweisen. Die Methode wird heute auch in Deutschland und in Österreich in Kliniken angewandt.

Ein MBSR-Training nach Jon Kabat-Zinn geht in der Regel über acht Wochen. Die Inhalte eines Kurses sind unter anderem die Schulung der Körperwahrnehmung, sanftes Yoga, Gehmeditation oder stilles Sitzen. Mit einem Kurs allein ist es allerdings nicht getan, vielmehr geht es darum, die Achtsamkeitspraxis selbst weiterzuüben und im Alltag fortzusetzen. MBSR- und verwandte Kurse werden sowohl von privaten Anbietern als auch Volkshochschulen angeboten. Es gibt Ratgeber, Handy-Apps oder

Online-Anleitungen. Fragen Sie bei Ihrer Krankenkasse nach, ob die Kosten für einen solchen Kurs zumindest teilweise übernommen werden und mit welchen Anbietern Ihre Kasse zusammenarbeitet.

Wirkungen einer regelmäßigen Achtsamkeitspraxis

Nach über 40 Jahren Anwendung in der Praxis belegen zahlreiche wissenschaftliche Studien eindrücklich die Wirksamkeit von MBSR. In der folgenden Liste finden Sie exemplarisch wesentliche Befunde, die von Studien belegt werden:

- Achtsamkeit kann Schmerz und die emotionalen Reaktionen auf Schmerz erheblich reduzieren.
- Klinische Versuche zeigen, dass Achtsamkeit die Gemütslage und die Lebensqualität bei chronischen Schmerzen hebt.
- Meditation fördert emotionale Intelligenz.
- Achtsamkeit ist ein starkes Gegenmittel gegen Angst, Stress, Depression, Erschöpfung und Reizbarkeit.
- Achtsamkeit vermindert Suchtverhalten und selbstzerstörerische Verhaltensweisen.
- Meditation verbessert die Gehirnfunktion, nämlich die graue Substanz des Kortex in jenen Bereichen, die mit Selbstwahrnehmung, Empathie, Selbstkontrolle und Aufmerksamkeit in Zusammenhang stehen.
- Meditation stärkt das Immunsystem.

Diese Liste ließe sich fortsetzen. Auch die Konzentrationsfähigkeit erhöht sich mit der laufenden Praxis und damit die Aufmerksamkeitspanne. MBSR-Übende berichten unter anderem von einer verbesserten Schlafqualität oder mehr Wohlempfinden. Kurz gesagt: Die Lebensqualität erhöht sich.

Praktische Übungen

Das Schlüsselwort ist „üben“ oder etwas präziser formuliert „regelmäßig üben“. Seit die Wissenschaft die Neuroplastizität entdeckt hat, also die Veränderbarkeit von Hirnarealen, ist unbestritten, dass wir durch regelmäßiges, auch mentales Üben neue neuronale „Schaltkreise“ im Hirn entwickeln können, und zwar bis ins hohe Alter. Oder, um es mit den Worten der Psychologin Shauna Shapiro zu formulieren: Was wir üben, entwickelt sich und wird stärker.

Der eine wesentliche Aspekt der Übungen ist, dass wir unsere Wahrnehmung unserem „Wunderding Körper“ gegenüber schärfen. Wir kommen im doppelten Sinn des Wortes „zur Besinnung“ indem wir über unsere Sinne lernen, über das Sehen, Riechen, Hören, Schmecken und Tasten in den Augenblick zu kommen. Wir können nämlich nicht gestern hören oder morgen sehen. Das klingt komisch, macht aber deutlich, was gemeint ist.

Durch die Übungen lernen wir zum anderen auch unseren Geist besser kennen, unsere Gedanken, unsere Emotionen und damit im Ganzen unser Verhalten. Dadurch entsteht Klarheit und Erkenntnis – auch, was den chronischen Schmerz betrifft. Es geht also um Selbstfürsorge („caring“) und nicht primär um Heilung („curing“). Sie lernen über Achtsamkeit, sich selbst mit Fürsorge, Milde, Freundlichkeit, mit einem Wort, mit (Selbst-)Mitgefühl zu begegnen. Es ist wissenschaftlich belegt, dass das großen Einfluss auf das subjektive Empfinden und die Wahrnehmung hat: Wenn Sie mit Geduld, Vertrauen und Akzeptanz lernen, Ihre Schmerzen wahrzunehmen, werden Sie mit der Zeit auch geduldiger, vertrauensvoller und mitfühlender damit umgehen lernen.

Die Achtsamkeitspraxis zaubert dabei die Schmerzen nicht weg, doch die regelmäßige Praxis macht uns wacher im Umgang mit allen Wahrnehmungen im Innen und Außen. Wir erfahren einen ganz neuen Blickwinkel und lernen, Stück für Stück aus dem oft über viele Jahre oder Jahrzehnte eingespielten Autopiloten auszusteigen. Mit der Achtsamkeitspraxis können wir so eine Art Frühwarnsystem entwickeln, um unsere Reaktionen rechtzeitig von dem Reiz zu entkoppeln, der sie auslösen möchte. Diese Fähigkeit, die Wahlfreiheit unserer Reaktion zu erkennen, kann neben vielen anderen hilfreichen medizinischen Möglichkeiten unsere Ressourcen im Umgang mit chronischen Schmerzen stärken und uns aus einer gefühlten Hilflosigkeit in die Selbstermächtigung bringen.

Übungen für zwischendurch

Wenn Sie keine Zeit für einen Kurs finden oder sich auch sonst schwertun, sich mehr Zeit am Stück zu nehmen, können Sie Achtsamkeit immer wieder für kurze Zeit in Ihren Tagesablauf integrieren. Schon beispielsweise morgens beim Aufstehen lässt sich anfangen: Achten Sie darauf, wie Ihre Fußsohlen das erste Mal am Tag den Boden berühren, wie sich das Gewicht auf den Sohlen verteilt, wenn Sie ins Bad gehen, und wie Sie stehen, wenn Sie sich die Zähne putzen.

Weitere Gelegenheiten, mehr Achtsamkeit in den Alltag zu integrieren:

- sich beim Duschen auf das warme Wasser konzentrieren, anstatt darüber nachzudenken, was heute alles erledigt werden muss
- sich beim Frühstück auf den Geschmack des Essens konzentrieren, anstatt nebenher auf dem Handy Nachrichten zu checken
- auf dem Weg zur Arbeit die Umgebung wahrnehmen; z. B. in der U-Bahn bewusst auf die Umgebungsgeräusche achten

Eine weitere Facette von Achtsamkeit wäre es, Alltägliches aus einer anderen Perspektive zu betrachten und die eigenen Routinen zu durchbrechen. Nehmen Sie beispielsweise mal einen anderen Weg als üblich, hören Sie Musik, die Sie sonst nie hören, oder essen Sie mit der linken statt der rechten Hand.

Das Navi in den gegenwärtigen Moment

Diese Übung dauert etwas länger, aber auch Auszüge davon können manchmal für ein paar Momente unterstützend sein. Nehmen Sie sich etwas Zeit dafür, machen Sie es sich bequem. Sie können sitzen oder liegen.

Sehen ... hören ... fühlen ... atmen ... ein Navi in den gegenwärtigen Moment ...

Mit offenen Augen erforschen ... alles in den Blick nehmen, was sich in diesem Moment zeigt ... in die Welt schauen ... Formen, Farben, Licht, Schatten wahrnehmen ... jetzt in diesem Moment ... vielleicht auch den Kopf drehen, herumschauen ... diesen Moment so sehen, wie er jetzt gerade ist ...

Die Augen schließen ... die Aufmerksamkeit zum Gehör bringen ... was gibt es in diesem Moment zu hören? zu lauschen ... laut, leise? ... bekannt, unbekannt? ... angenehm, unangenehm? ... Und wenn Gedanken auftauchen: bemerken, weiterziehen lassen ... die Aufmerksamkeit wieder zum Gehör bringen ... was immer gerade da ist ... vielleicht auch Stille ...

Die Aufmerksamkeit vom Hören zu den Körperempfindungen bringen ... die Stellen spüren, wo der Körper in Kontakt ist mit dem Sessel, dem Sofa ... den Boden unter den Füßen spüren ... die Hände spüren ... vielleicht die Temperatur bemerken, Wärme oder Kälte ... vielleicht drängen sich andere Körperteile in den Vordergrund ... spüren ... beobachten ... neugierig forschen ...

Und jetzt die Aufmerksamkeit zur Atmung bringen ... nicht über ihn nachdenken oder ihn verändern wollen ... die Bewegung im Brustkorb oder im Bauch oder ganz woanders spüren ... einatmen und ausatmen ... die natürliche Bewegung des Atems ... der Atem lässt sich nur in diesem gegenwärtigen Moment spüren ... immer wieder neu ... Atemzug für Atemzug ... Wenn Gedanken oder Gefühle auftauchen ... völlig in Ordnung ... das ist ganz normal ... wahrnehmen ... die Aufmerksamkeit dorthin bringen, wo die Atmung gerade leicht spürbar ist ...

Und wenn du bereit bist ... langsam die Augen wieder öffnen ... und einen Moment Zeit nehmen, um nachzuspüren.

Atemübung im Sitzen

Diese Übung konzentriert sich ganz auf den Atem. Auch hier ist wieder etwas Zeit gefragt.

Komm in eine Sitzposition, in eine Haltung, die gerade aufgerichtet ist und dabei wenn möglich keine Spannungen auslöst. Du kannst auf einem Sessel sitzen, auf einem Sitzkissen oder auf einer gefalteten Decke. Die Augen kannst du schließen, oder richte den Blick sanft vor dich auf den Boden. Die Hände ruhen je nach Sitzvariante auf den Oberschenkeln oder den Knien oder so, wie es für dich jetzt angenehm möglich ist.

Richte deine Aufmerksamkeit auf die Tatsache, dass du jetzt gerade hier sitzt. Wenn du auf dem Boden sitzt, schau, dass du eine stabile Sitzhaltung einnehmen kannst. Nimm den Boden wahr und spüre, wie du von ihm getragen wirst. Spüre auch den Kontakt der Sitzbeinknochen mit der Sitzunterlage. Das Becken ist wenn möglich weder nach vorne noch nach hinten geneigt und bildet eine stabile Grundlage. Die Wirbelsäule kann dann aus dem Becken heraus nach oben streben.

Vielleicht kannst du den Unterkiefer noch ein wenig lösen ... und wenn es hilfreich ist, stell dir vor, dass du die Schultern sanft nach hinten unten hängen lässt ... So gut es gerade möglich ist, nimm eine würdevolle Haltung ein, und vielleicht kann dein Körper eine sanfte und gelassene Wachheit widerspiegeln ...

Lenke die Aufmerksamkeit auf die Atmung. Spüre in die Atemempfindung hinein ... und bemerke, wo der Atem jetzt leicht und lebendig spürbar ist ... Das kann an den Nasenlöchern sein ... im Bereich des Brustkorbs ... beim Heben und Senken der Bauchdecke ... oder ganz woanders ... wo immer der Atem jetzt leicht und intuitiv wahrzunehmen ist ... Entscheide dich für diesen Bereich im Körper und setze hier einen Anker ... und lass deine Aufmerksamkeit dort sanft auf den Körperempfindungen ruhen ... Verfolge den Atemzug vom Beginn des Einatmens bis zum Ende des Ausatmens ... Atemzug für Atemzug ...

Die Empfindungen des Körpers wahrnehmen, die durch die Atmung entstehen ... Jeder Atemzug ist einzigartig ... jeder Atemzug ist immer wieder neu ... bewusst und wach bei der Atmung verweilen ...

Aufmerksam sein während der vollen Länge der Einatmung ... aufmerksam sein während der vollen Länge der Ausatmung ... auf diese Weise die Aufmerksamkeit in den gegenwärtigen Moment bringen ... sitzen und atmen ... beobachten, wie er ganz natürlich ganz von selbst fließt ...

Der Atem ist ein Anker, der dein Bewusstsein immer wieder zurück ins Hier und Jetzt bringt ... die Qualität des Atems beobachten ... langatmig ... oder kurzatmig? Tief ... oder flach? ... Wie fühlt es sich an, wenn der Atem in den Körper hineinfließt ... und wenn der Atem aus dem Körper wieder hinausströmt?

Von Zeit zu Zeit wirst du bemerken, dass die Aufmerksamkeit davonwandert ... sich in Geschichten über die Zukunft oder die Vergangenheit verloren hat ... und wann immer du das bemerkst, nimm wahr, dass auch sie lediglich weitere Objekte der Beobachtung sind ... und lass dann die Geschichte los ... Kehre sanft, aber bestimmt, so gut es im Moment gerade möglich ist, mit der Aufmerksamkeit wieder zurück zur Atmung ... Der Atem fließt zuverlässig und stetig ... ganz von selbst ...

Da sein mit wohlwollender, akzeptierender Aufmerksamkeit von Moment zu Moment ... von Atemzug zu Atemzug ...

Und wenn du langsam zum Abschluss der Übung kommst ... möchtest du dir vielleicht innerlich danken, dass du dir die Zeit genommen hast ... um mit dir in Stille zu sein ... mit dir selbst in Kontakt getreten zu sein ... mit dir selbst in liebevollem, mitfühlendem Zusammensein zu sitzen ...

Bevor du die Übung beendest ... kannst du dich an die Möglichkeit erinnern ... diese Form des Innehaltens und der akzeptierenden Aufmerksamkeit auch im alltäglichen Leben zu praktizieren und den Alltag als Übung zu nehmen ... Die Aufmerksamkeit nochmals auf den Atem lenken ... zwei bis drei tiefe Atemzüge nehmen ... den Körper spüren ... und den Raum um dich herum wahrnehmen, in dem du dich befindest.

Referenzen

Abrams P et al. The standardisation of terminology in lower urinary tract function: report from the standardisation sub-committee of the International Continence Society. Urology 2003

Anderhuber F, Pera F, Streicher J. Waldeyer – Anatomie des Menschen: Lehrbuch und Atlas in einem Band. 19., vollständig überarbeitete und aktualisierte Auflage Berlin 2012

Andrews CN et al. The etiology, assessment, and treatment of fecal incontinence. Nat Clin Pract Gastroenterol Hepatol. 2005. PMID: 16355157 Review

Andrews CN, Storr M. The pathophysiology of chronic constipation. Can J Gastroenterol. 2011 Oct;25 Suppl B(Suppl B):16B-21B

Ashton-Miller JA, DeLancey JOL. Functional anatomy of the female pelvic floor. Ann NY Acad Sci 2007

Averbeck MA, Woodhouse C, Comiter C, et al. Surgical treatment of post-prostatectomy stress urinary incontinence in adult men: Report from the 6th International Consultation on Incontinence. Neurourol Urodyn. 2019;38(1):398-406. doi:10.1002/nau.23845

Barber et al. Pelvic organ prolapse. BMJ 2016

Bharucha AE et al. Pelvic floor: anatomy and function. Neurogastroenterol Motil 2006

Carrington EV, Popa SL, Chiarioni G. Proctalgia Syndromes: Update in Diagnosis and Management. Curr Gastroenterol Rep. 2020 Jun 9;22(7):35. doi: 10.1007/s11894-020-00768-0. PMID: 32519087 Review

Cohn J, Ni S, Kaufman M, Graves A, Penson D, Dmochowski R, Reynolds W. Urinary retention and catheter use among U.S. female Medicare beneficiaries: prevalence and risk factors. Neurourol Urodyn. 2017 November; 36(8): 2101–2108. doi:10.1002/nau.23248

Dawoud C, Riss S. Sacral neuromodulation for faecal incontinence using the new Interstim™ Micro System - A stepwise teaching video. Colorectal Dis. 2021 Mar 16. doi: 10.1111/codi.15638. Online ahead of print

Dorschner W, Stolzenburg JU, Neuhaus J. [Anatomic principles of urinary incontinence]. Urologe A. 2001;40(3):223-233. doi:10.1007/S001200050466

García del Salto L, Miguel Criado J de, Aguilera del Hoyo LF et al. (2014) MR imaging-based assessment of the female pelvic floor. Radiographics 34(5): 1417–1439. doi:10.1148/rg.345140137

Groutz A, Blaivas JG, Chaikin DC. Bladder outlet obstruction in women: definition and characteristics. Neurourol Urodyn 2000; 19:213

Handa VL et al. Parity and route of delivery: does cesarean delivery reduce bladder symptoms later in life? Am J Obstet Gynecol 2004

Hübner W. Operative Behandlung Der Inkontinenz Nach Prostataoperatione. 1. Auflage. Bremen: UNI-MED SCIENCE Vlg. Bremen; 2014.

Juma S. Urinary retention in women. Curr Opin Urol 2014; 24:375

Khandelwal C et al. Diagnosis of urinary incontinence. Am Fam Physician 2013

Kiechle M. Gynäkologie und Geburtshilfe. 1. Auflage München 2007

Labat J-J, Riant T, Robert R, Amarenco G, Lefaucheur J-P, Rigaud J. Diagnostic criteria for pudendal neuralgia by pudendal nerve entrapment (Nantes criteria). Neurourol Urodyn. 2008;27(4):306-10. doi: 10.1002/nau.20505

Lembo A, Camilleri M. Chronic Constipation. N Engl J Med 2003; 349:1360-1368. DOI: 10.1056/NEJMra020995

Lukacz ES et al. Urinary incontinence in women: a review. JAMA 2017

Meisterhofer K, Herzog S, Strini KA, Sebastianelli L, Bauer R, Dalpiaz O. Male Slings for Postprostatectomy Incontinence: A Systematic Review and Meta-analysis. Eur Urol Focus. February 2019. doi:10.1016/j.euf.2019.01.008

Montague DK, Angermeier KW, Paolone DR. Long-term continence and patient satisfaction after artificial sphincter implantation for urinary incontinence after prostatectomy. J Urol. 2001;166(2):547-549. http://www.ncbi.nlm.nih.gov/pubmed/11458065. Accessed December 10, 2017.

Nygaard IE et al. Physical activity and the pelvic floor. Am J Obstet Gynecol 2016

O'Connor RC, Nanigian DK, Patel BN, Guralnick ML, Ellision LM, Stone AR. Artificial urinary sphincter placement in elderly men. Urology. 2007;69(1):126-128. doi:10.1016/j.urology.2006.09.021

Osman NI, Chapple CR, Abrams P et al. Detrusor underactivity and the underactive bladder: a new clinical entity? A review of current terminology, definitions, epidemiology, aetiology, and diagnosis. Eur Urol 2014; 65:389

Ouslander JG. Management of overactive bladder. N Engl J Med 2004

Picciariello A, O'Connell PR, Hahnloser D, Gallo G, Munoz-Duyos A, Schwandner O, Sileri P, Milito G, Riss S, Boccasanta PA, Naldini G, Arroyo A, de laPortilla F, Tsarkov P, Roche B, Isbert C, Trompetto M, d'Hoore A, Matzel K, Xynos E, Lundby L, Ratto C, Consten E, Infantino A, Panis Y, Terrosu G, Espin E, Faucheron JL, Guttadauro A, Adamina M, Lehur PA, Altomare DF. Obstructed defaecation syndrome: European consensus guidelines on the surgical management. Br J Surg. 2021 Apr 17:znab123. doi: 10.1093/bjs/znab123. Online ahead of print

Raizada V et al. Pelvic floor anatomy and applied physiology. Gastroenterol Clin North Am 2008

Reitz A, Hüsch T, Haferkamp A. Persistent storage symptoms after TURP can be predicted with a nomogram derived from the ice water test. Neurourol Urodyn. 2019;38(7):1844-1851. doi:10.1002/nau.24068

Review Gastroenterol Clin North Am. 2013 Dec;42(4):863-76. doi: 10.1016/j.gtc.2013.09.004

Riss S. Stift A. Surgery for obstructed defecation syndrome - is there an ideal technique. World J Gastroenterol. 2015 Jan 7;21(1):1-5. doi: 10.3748/wjg.v21.i1.1

Riss S., Winstanley J, Collie M. Laparoscopic ventral mesh rectopexy for obstructive defecation syndrome: still the way to go? Int Urogynecol J. 2017 Jul;28(7):979-981. doi: 10.1007/s00192-017-3378-4. Epub 2017 Jun 2.PMID: 28577170

Ruiz NS, Kaiser AM. Fecal incontinence – Challenges and solutions. Review World J Gastroenterol. 2017 Jan 7;23(1):11-24. doi: 10.3748/wjg.v23.i1.11

Shamliyan TA, Wyman JF, Ping R, Wilt TJ, Kane RL. Male urinary incontinence: prevalence, risk factors, and preventive interventions. Rev Urol. 2009;11(3):145-165. http://www.ncbi.nlm.nih.gov/pubmed/19918340. Accessed January 15, 2017.

Simillis C, Lal N, Qiu S, Kontovounisios C, Rasheed S, Tan E, Tekkis PP. Sacral nerve stimulation versus percutaneous tibial nerve stimulation for faecal incontinence: a systematic review and meta-analysis. Int J Colorectal Dis. 2018 May;33(5):645-648. doi: 10.1007/s00384-018-2976-z. Epub 2018 Feb 22. PMID: 29470730 Review

Thaha MA, Abukar AA, Thin NN, Ramsanahie A, Knowles CH. Sacral nerve stimulation for faecal incontinence and constipation in adults. Cochrane Database Syst Rev. 2015 Aug 24;(8):CD004464. doi: 10.1002/14651858.CD004464.pub3

Traci L Hedrick, Charles M Friel. Constipation and pelvic outlet obstruction

Tsakiris P, de la Rosette JJ, Michel MC, Oelke M. Pharmacologic treatment of male stress urinary incontinence: systematic review of the literature and levels of evidence. Eur Urol. 2008;53(1):53-59. doi:10.1016/j.eururo.2007.09.037

Utomo E, Groen J, Blok BF. Surgical management of functional bladder outlet obstruction in adults with neurogenic bladder dysfunction. Cochrane Database Syst Rev 2014; CD004927

van der Schans EM, Paulides TJC, Wijffels NA, Consten ECJ. Management of patients with rectal prolapse: the 2017 Dutch guidelines. Tech Coloproctol. 2018 Aug;22(8):589-596. doi: 10.1007/s10151-018-1830-1. Epub 2018 Aug 11. PMID: 30099626

Wei JT, DeLancey JOL. Functional anatomy of the pelvic floor and lower urinary tract. Clin Obstet Gynecol 2004; 47(1): 3–17

Register

ABC-Formular 132 f
Abführmittel 121 ff
Achtsamkeit 158 ff
Analkanal, Aufbau des 70 f

Beckenboden, Anatomie 11 ff
– Aktivierung 147 ff
– Aufbau 10 ff, 146 f
– männlicher 15 ff
– weiblicher 12 ff
Beckenbodenmuskulatur 41 f
Beckenbodenschwäche, Symptome, 24 f
Beckenbodentraining 45, 80, 142 ff
Beckenorgane, Vorfall der 27 ff
Beckenschmerzen, chronische 30 f, 95 ff
Behandlungsmöglichkeiten 33 ff
Belastungsinkontinenz 41, 44, 49
– beim Mann 61
Biofeedback 80
Blasenmuskulatur, Unteraktivität der 55
Blasenschmerzen 30
Blasensenkung, siehe Scheidenvorfall
Blasentagebuch 37
Blasentraining 45
Botox 48 f
Bristol-Stuhlformen-Skala 77
Bulking Agents 84

Darmausgang, künstlicher 85 f
Darmspiegelung 78 f
Darmspülung 80 f
Darmvorfall 93 ff
Dickdarm 105
Dickdarmentfernung, operative 124 f
Dramadreieck 134 ff
Dranginkontinenz 42 ff
– beim Mann 61

Einlauf, siehe Darmspülung
Enddarm 73 f
Entleerungsstörung 107 ff
Ernährung 79 f, 115 ff, 128 ff

Gebärmuttersenkung, siehe Scheidenvorfall
Gewichtreduktion 137 f
Gynäkologische Untersuchung 56 f, 89

Harnanalyse 39
Harnblase, Funktion der 41 f
– überaktive, siehe Harndrang und Harninkontinenz
Harndrang 24 f, 46 ff
Harninkontinenz 18 ff, 24, 43 f, 46
– beim Mann 60 ff
– Risikofaktoren 18 ff
– weibliche 34 ff
Harnretention, siehe Harnverhalt
Harnröhre, mechanische Veränderungen der 55 f
Harnröhren- und Blasenspiegelung 58
Harnröhrenschließmuskel, künstlicher 67
Harnröhrenunterspritzung 51
Harnstreifen-Schnelltest 40

Harnverhalt 52 ff
– beim Mann 55
Harnverlust 24 f, 46 ff

Inkontinenzhilfen 46
Intussuszeption 109

Katheterisierung 58 f
Kokzygodynie 98
Kolposuspension 51

Medikamente 48 f, 55
Mischinkontinenz 43 f
– beim Mann 61

Nerven, elektrische Reizung der 49, 59, 82 f, 123 f
Normal-Transit-Verstopfung 105 ff

Obstruktion, funktionelle 56
Operative Maßnahmen 49 ff, 66, 83 f, 91 f

Paraurethrale Injektionsbehandlung 66 f
Pessare 90 f
Physiotherapie 59
Proctalgia fugax 97 f
Prolaps, siehe Scheidenvorfall
Prostataleiden 55
Puborektaliskontraktion 108 f
Pudendusneuralgie 98 ff

Rektozele 109 ff
Restharnbestimmung 56

Scheidenvorfall 87 ff
Schließmuskel 71 ff
Schließmuskelnaht 84 f
Schlingenoperation 50 f
Schlingensysteme, männliche 67
Sex, Schmerzen beim 29 f
Silikonballons, adjustierbare 67
Slow-Transit-Verstopfung 105ff
SphinKeeperTM 83 f
Stuhlinkontinenz 22 f, 26 ff, 68 ff
Stuhltagebuch 76
Stuhlverlust, siehe Stuhlinkontinenz

Therapie, konservative 65 f
– medikamentöse 66
– nichtmedikamentöse 65 f
Toilettenhaltung 119 ff

Überlaufinkontinenz 52, 61 f
Übungen 142 ff
Ultraschall 39, 78
Untersuchung, klinische 38, 77 f
Urodynamische Messung 57

Verstopfung 101 ff

Pflanzliche Kraftpakete für die Gesundheit

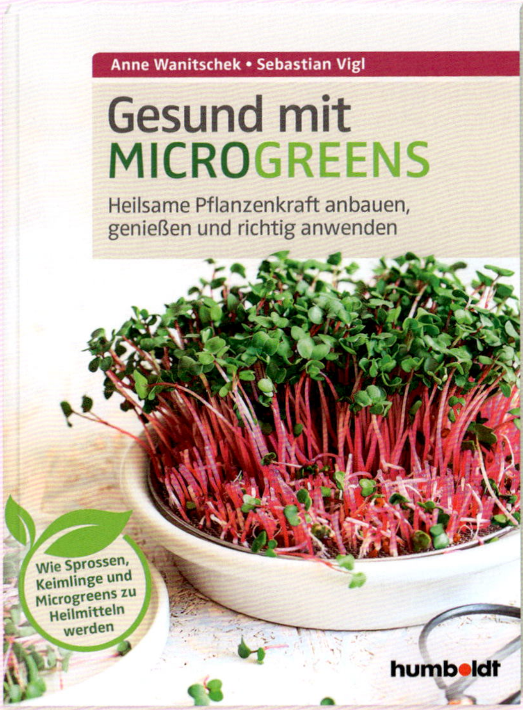

- Microgreens besitzen bis zu 40 Mal mehr Vitalstoffe als die ausgewachsene Pflanze
- 29 Microgreens im Porträt: ganz einfach zu Hause anbauen, zur Stärkung und bei Krankheiten und Beschwerden einsetzen
- Die Autor*innen haben alle relevanten wissenschaftlichen Studien über Microgreens ausgewertet

Anne Wanitschek/Sebastian Vigl

Gesund mit Microgreens

160 Seiten, Softcover
15,5 x 21,0 cm
ISBN 978-3-8426-2974-5
€ 19,99 (D) / € 20,60 (A)

Der Ratgeber ist auch als eBook erhältlich.

humboldt
... bringt es auf den Punkt.

Bibliografische Information der Deutschen Nationalbibliothek
Die Deutsche Nationalbibliothek verzeichnet diese Publikation in der deutschen Nationalbibliografie; detaillierte bibliografische Daten sind im Internet über http://dnb.ddb.de/ abrufbar.

ISBN 978-3-8426-3021-5 (Print)
ISBN 978-3-8426-3022-2 (PDF)
ISBN 978-3-8426-3023-9 (EPUB)

Abbildungen: *Titelmotiv:* shutterstock / ChameleonsEye
Autorenfotos: PHOTOPAM-Pamela Draxler, Fotostudio Staudigl, Michael Rutkowski, Ghazal Ameli, Barbara A. Schmid, Katharina Meller, Headshot PopUp Vienna
stock.adobe.com: nmfotograf: 12; Double Brain: 13, 16 (oben); rob3000: 14, 16 (unten), 28, 94; diego cervo: 19; Alexander Raths: 40; bilderzwerg: 43; PATTARAWIT: 47; Sherry Young: 59; nmfotograf: 70; designua: 71; yganko: 81; Martina: 86; Artemida-psy: 91; designua: 105; logo3in1: 120; snyGGG: 131; Ne Mariya: 134; bit24: 138; Henrie: 146; Wellnhofer Designs: 159
Skander Bouassida: 82

Originalausgabe

Die Ratgebermarke der Schlüterschen Verlagsgesellschaft mbH & Co. KG
Hans-Böckler-Allee 7, 30173 Hannover
www.humboldt.de
www.schluetersche.de

Aus Gründen der besseren Lesbarkeit wurde in diesem Buch die männliche Form gewählt, nichtsdestoweniger beziehen sich Personenbezeichnungen gleichermaßen auf Angehörige des männlichen und weiblichen Geschlechts sowie auf Menschen, die sich keinem Geschlecht zugehörig fühlen.
Autoren und Verlag haben dieses Buch sorgfältig erstellt und geprüft. Für eventuelle Fehler kann dennoch keine Gewähr übernommen werden. Weder Autoren noch Verlag können für eventuelle Nachteile oder Schäden, die aus in diesem Buch vorgestellten Erfahrungen, Meinungen, Studien, Therapien, Medikamenten, Methoden und praktischen Hinweisen resultieren, eine Haftung übernehmen. Insgesamt bieten alle vorgestellten Inhalte und Anregungen keinen Ersatz für eine medizinische Beratung, Betreuung und Behandlung.
Etwaige geschützte Warennamen (Warenzeichen) werden nicht besonders kenntlich gemacht. Daraus kann nicht geschlossen werden, dass es sich um freie Warennamen handelt.

Lektorat: wort & tat, Linda Strehl, München
Layout: Groothuis, Lohfert, Consorten, Hamburg
Covergestaltung: Zero, München
Satz: Die Feder, Konzeption vor dem Druck GmbH, Wetzlar
Druck und Bindung: Gutenberg Beuys Feindruckerei GmbH, Langenhagen